Dr. med. Martin Anibas

Herr Doktor, das muss ich mir auf einer schmutzigen Toilette geholt haben!

Unglaubliche Geschichten
aus dem Leben eines Urologen

W0055843

SCHWARZKOPF & SCHWARZKOPF

Everybody's normal
till you get to know them
John Ortberg

Ich danke Sylvia Englert und Christina Frank für die Durchsicht des Manuskripts und die Anregungen, die sie mir gegeben haben.

Meiner Frau danke ich für das Korrekturlesen und dafür, dass sie mich auf Widersprüche aufmerksam gemacht hat, die mir aus Betriebsblindheit entgangen sind.

Schließlich gilt mein Dank der Agentur Scriptzz aus Berlin, die so fantastisch gearbeitet hat, wie ein Autor es sich nur wünschen kann, sowie meiner unermüdlichen Lektorin Carolin Stanneck.

Inhalt

Vorwort

Bevor ich die Geschichten aus diesem Buch zu Papier brachte, habe ich die eine oder andere in meinem Freundeskreis erzählt. Die Reaktionen waren jedes Mal die gleichen: »Ist das wirklich wahr? Ist so etwas in einem Krankenhaus überhaupt möglich? Solche skurrilen Typen gibt es doch gar nicht, die hast du bestimmt erfunden!« Und dann schließlich: »Das musst du unbedingt aufschreiben!«

Ich versichere meinen Lesern: Ich habe nichts erfunden oder hinzugedichtet – es hat sich alles genauso zugetragen, wie es hier geschrieben steht. Natürlich habe ich die Orte der Handlung und die Namen der Personen – von denen im Übrigen nur wenige noch leben – verfremdet, denn es liegt mir fern, jemanden zu kränken oder gar zu ärgern. Und wer dieses Buch aufmerksam liest, wird feststellen, dass ich selbst die absonderlichsten Charaktere nicht ohne Sympathie gezeichnet habe – mit dem aufrichtigen Bedauern, dass solche Originale in unserer durchorganisierten Welt einer aussterbenden Spezies angehören.

Meine ärztliche Tätigkeit im Krankenhaus habe ich vor zehn Jahren aufgegeben. Mit der Medizin, wie sie heute betrieben wird, bin ich nicht mehr einverstanden. Es interessieren doch nur noch die schwarzen Zahlen und nicht mehr die Patienten. In den Krankenhäusern bestimmt das Renditedenken den Arbeitsalltag: Ärzte sind zu Dienstleistern geworden und sollen Gewinne erwirtschaften. Krankheit ist zum Wirtschaftsfaktor verkommen und die Medizin zur Industrie, für die die Gesundheit des Patienten nicht länger die oberste Handlungsmaxime ist. Das hat mir nicht mehr gepasst. Ich bin nach Spanien ausgewandert und betreibe heute eine kleine Landwirtschaft. Hier führe ich ein ruhiges Leben, bin zufrieden und habe endlich Zeit zum Schreiben.

So, das musste zu Anfang gesagt werden. Und nun steige ich wieder auf die Leiter und widme mich der Olivenernte.

Dr. med. Martin Anibas
Spanien, im Dezember 2011

1.

Darmverschlingung

Ich war ein neugieriges Kind und zerlegte gern Sachen, um zu sehen, wie sie von innen aussehen. Deshalb hat mich auch die Medizin fasziniert, ja geradezu magisch angezogen. Bereits sehr früh kannte ich eine Menge Diagnosen, die schlimmste von allen war Darmverschlingung.

Wenn in unserem Wohnhaus einer erst stöhnte und dann schrie – bei zehn Mietparteien schrie häufig einer und das Stöhnen hörte man nachts ganz deutlich durch die dünnen Gangtüren mit den geätzten Glaseinsätzen –, hatte er meistens Darmverschlingung und ahnte wohl bereits sein düsteres Ende. Er wurde vom Rettungsdienst abgeholt und kam niemals wieder zurück.

Am lautesten schrie immer Herr Simanek, pensionierter Eisenbahner, Kindererzeuger, Schrebergärtner und Kommunist. Sein wellenartiges Schreien kannte ich bereits von seinen Koliken – mal Nieren, mal Galle (hatte ich alles im Doktorbuch gelesen). Diesmal war das Schreien aber anders, gleichmäßiger, wie bei Darmverschlingung eben.

Den Abtransport verfolgte ich achtjähriger Knirps auf einem wackligen Stuhl stehend durch den Türspion, aus rein medizinischem Interesse natürlich. Die Sanitäter mit ihren kleinen weißen Häubchen trugen Herrn Simanek, der jetzt nicht mehr schrie, da er inzwischen bewusstlos war, auf einer Bahre durch das enge Treppenhaus. Sie machten sich nicht einmal die Mühe, ihn festzuschnallen, seine Arme schlenkerten geradezu grotesk im Rhythmus ihrer Schritte. Von der Bahre fiel er aber nicht – soweit ich das durch den Türspion erkennen konnte. Sobald der Konvoi von Angehörigen und Neugierigen aus meinem Sichtfeld verschwunden war, rannte ich zum Fenster, um die Fortsetzung zu verfolgen: Auf der Straße parkte der Rettungswagen mit weit geöffneten Hecktüren, als ob er die Patienten wie mit einer großen Reuse einfangen wollte. Die kurze Strecke von der Haustür bis zum Wagen flankierte auf beiden Seiten ein offenbar fachkundiges Publikum aus den umliegenden Kaffee- und Gasthäusern: Arbeiter, Arbeitsscheue und Pensionäre, soweit sie um zehn Uhr morgens schon aus den Federn waren. Ich konnte am geöffneten Fenster nur Wortfetzen verstehen: »… immer schon gewusst: zu viel grünen Veltliner gesoffen«, »zu scharf gegessen, diese Cevapcici«, »Schlaganfall«, »Epileptiker« und als Superlativ der Diagnosen: »Herzinfarkt!«

Als die Träger mit der Bahre die Straße betraten, verstummten die Schaulustigen, aber nicht aus Pietät, sondern um auf Zehenspitzen die Einzelheiten (»kein Blut!!!«, »Aber das linke Auge ist verdreht!«) noch besser erkennen zu können. Die Träger schoben den Moribunden in den Wagen und knallten die Hecktüren dermaßen zu, man hätte es als Wiederbelebungsversuch werten können. Dann stiegen sie ein. Der Fahrer startete den Motor, zündete sich noch in aller Ruhe eine Austria 3 an, legte mit Krachen den ersten Gang ein und ruckelte in einer bläulichen Abgaswolke davon. Die Fenster der Mietshäuser wurden wieder geschlossen, die Hausfrauen hatten für die nächsten Tage ihr Gesprächsthema. Und auf der Straße zerstreute sich die Ansammlung und man ging zurück in die verrauchten Wiener Vorstadtlokalitäten, in denen der morgendliche Schock sogleich mit Alkohol bekämpft wurde, um sich danach wieder in Ruhe dem Kartenspiel oder dem kleinen Gulasch widmen zu können.

Darmverschlingung war bei älteren Menschen so etwas wie ein zwangsläufig eintretendes Naturereignis, konnte aber auch schon unter Kindern ihre Opfer fordern. Sie lief nach präzisen Gesetzen ab, wie mir meine beiden schwergewichtigen Tanten Grete und Johanna in ihren Kittelschürzen immer wieder übereinstimmend bestätigten: »Wer frisches Obst isst und unmittelbar darauf Wasser trinkt, der wird unausbleiblich Opfer der Darmverschlingung. Der Darm bläht sich auf wie ein Luftballon, dreht sich um sich selbst, verknäuelt sich, und das war's dann.«

Nach den drohenden Stimmlagen meiner Tanten zu schließen, hatte diese Aussage mindestens das Gewicht eines elften Gebots.

In dem großen Garten, der zu unserem Landhaus gehörte, reiften in den heißen Sommern Marillen, Ringlotten, Pflaumen und anderes blähendes Obstzeug, mit dem ich mir den Bauch vollschlug. Völlig erhitzt von der Sonne und vom Herumtoben aufgrund meines jugendlichen Energieüberschusses, vergaß ich eines Tages nach einer Obstorgie das elfte Gebot meiner Tanten: Ich betätigte mit einer Hand den Pumpenschwengel des Brunnens, formte die andere zu einer Kelle, hielt sie unter den vollen Strahl und soff Wasser wie ein Pferd.

Wumm!

Mir schoss das Adrenalin unter die Schädeldecke und in alle Finger und Zehen. Scheiße! Das war das Ende, nun war alles aus! Ich schlich mich in mein Zimmer, sagte nichts – ich wollte ja niemanden mit meinem nahen Tod belasten – und legte mich aufs Bett, die Hände gefaltet, wie bereit zum Abtransport. Die Fenster waren geöffnet, ein sanfter Wind spielte mit den durchsichtigen Vorhängen, die Vögel zwitscherten. Ich aber stellte mir nur meinen Darm vor, wie er sich, vom schaumigen Inhalt aufgepumpt, in grotesken Windungen um sich selbst schlang, schon ganz blauschwarz und zersetzt. Die Schmerzen mussten jeden Moment einsetzen. Es hatte überhaupt keinen Sinn, sich dagegen aufzulehnen, das Schicksal musste seinen Lauf nehmen und überdies war alles selbst verschuldet. Die Bilder in meinem Kopf verschwammen langsam.

Zweieinhalb Stunden später wachte ich gut ausgeschlafen auf, ohne Schmerzen, und am Leben war ich auch noch. Es gibt eben immer wieder medizinische Wunder und ich gehörte dazu! An der Theorie meiner Tanten hegte ich weiterhin nicht die geringsten Zweifel.

Genauso gefährlich war das Verschlucken von Kirschkernen. Sie fanden zielsicher ihren Weg in den Blinddarm, um diesen zu verstopfen. Die Folgen: Blinddarmentzündung, Blinddarmdurchbruch und Bauchfellvereiterung. Ja, die medizinische Forschung hatte zwar die Blinddarmoperation erfunden, einen kinderleichten Eingriff, aber der Hammer kam ja erst nach der Operation: die verhängnisvolle Kombination aus Trinkverbot und unstillbarem Durst, der einen in den Wahnsinn zu treiben drohte und schlussendlich sämtliche erreichbaren Blumenvasen austrinken ließ (die Infusionstherapie, die einem den Durst nimmt, gab es natürlich noch nicht). Und dieser Verstoß gegen das Trinkverbot endete immer tödlich. Für den Fall einer Operation bat ich meine Eltern schon vorsorglich, mich am Bett festbinden zu lassen und alle Blumenvasen zu entfernen, ja, den Gebrauch von Blumenvasen am besten im gesamten Krankenhaus zu verbieten. Ich würde nämlich ganz bestimmt meinen Bettnachbarn dazu überreden, mir aus irgendeinem anderen Zimmer eine große, mit grünlich-schleimigem Wasser gefüllte Blumenvase zu bringen, um diese dann in einem Zug zu leeren.

Mein medizinisches Wissen bezog ich, schon ab dem zarten Alter von sieben, acht Jahren, vor allem aus dem bereits erwähnten Doktorbuch: *Der Mensch in gesunden und kranken Tagen.* Dieses Medizinlexikon war mindestens drei Kilogramm schwer und wurde von meinen Eltern für gewöhnlich weggesperrt. Ich wusste selbstverständlich, wo sie den Schlüssel für das abschließbare Fach des Bücherschranks versteckt hielten. Und sobald sie aus dem Haus waren, stürzte ich zum Geheimversteck und holte mir das heißgeliebte Doktorbuch. Es war meine frühreife, aber ernsthafte medizinische Propädeutik. Außerdem lagen in dem abschließbaren Fach noch *Die vollkommene Ehe* von van de Velde und Hitlers *Mein Kampf* – zu jenem Zeitpunkt befand ich beide nach einem kurzen Durchblättern als uninteressant und beachtete sie nicht weiter. Erst viel später, in den beginnenden Wirren der Pubertät, widmete ich mich der *Vollkommenen Ehe*. Was für ein Glück, dass meine Eltern mich zum Erwerb des großen Latinums gezwungen hatten! Die wichtigen Stellen waren alle in Latein und so war ich in der Lage, mit Stowassers Handwörterbuch und Verbtabellen alles zu übersetzen, von a tergo bis Coitus interruptus. Latein war also gar keine so tote Sprache, jedenfalls nicht, was Sex anbelangte. Sex war offenbar nur etwas für die gebildeten Schichten, für alle anderen Nichtlateinerferkel unzugänglich und Schmutz und Schund. Ich gehörte aber zu den gebildeten Schichten!

Mein Kampf jedoch interessierte mich nicht, auch nicht später. Mir war damals noch rätselhaft, weshalb das Buch weggesperrt war. Bei Stichproben fand ich jedenfalls nichts, was mit Sex zu tun gehabt hätte.

Das Doktorbuch hatte es in sich und dass diese Lektüre offenbar verboten war, steigerte den Reiz natürlich ungemein. Ich würde das gelegentlich mal dem Pfarrer beichten müssen, aber keinesfalls, bevor ich es komplett gelesen hätte. Die Lektüre begann ich stets und immer wieder mit Begeisterung bei den ausklappbaren Tafeln von Mann und Frau. Brustkasten und Bauch waren wie die Fensterchen im Adventskalender aufzuklappen. Nicht aufzuklappen waren die äußeren Geschlechtsorgane, die seltsam unscharf ausgefallen waren, als ob der Zeichner die Lust verloren hätte und schnell fertig werden wollte. Mit dem ersten Türchen an Brustkasten und Bauch kam man zu den Rippen und den Bauchmuskeln. Nichts Besonderes für einen alten Medizinerhasen wie mich. Diese Schicht kannte ich schon bestens und stieß im Thorax weiter in die Tiefe vor. Es ging zu Lungen,

Luftröhre und Herz, die zweckmäßig aneinander lagen. Besser könnte man einen Rucksack auch nicht packen. In der nächsten Schicht landete man schon an der Rückwand: Rippen, Muskeln und die Wirbelsäule. Tiefer ging es nicht. War eigentlich wenig drin im Brustkasten. Ich war fast enttäuscht, da ich gedacht hatte, dass der Mensch zum Existieren viel mehr Spezialorgane benötigt. Der Bauchraum war da schon ergiebiger, zumindest hatte er eine Aufklappschicht mehr. Es begann mit Magen, Leber, Dickdarm und Gekröse. Besonders das Gekröse machte mir zu schaffen, vermutlich war es noch gar nicht richtig erforscht. Die Erklärung: »Gekröse (*Omentum, lat.*), vor dem Darm hängende Bauchfellfalte, auch großes und kleines Netz genannt« half mir auch nicht weiter. Für mich war es ein kryptisches Organ ohne erkennbare Funktion. Weiter ging es hinter dem nächsten Türchen mit Milz, Nieren und Harnblase, hinter der bei der Frau die Gebärmutter hervorlugte. Nach diesem Türchen war auch schon wieder Schluss: Wirbelsäule, Muskulatur und Beckenknochen, man war sozusagen an der Rückwand des Schranks angelangt.

Die Lektüre des Doktorbuchs lief bei mir also stets nach einem festen Ritual ab. Ich begann, wie gesagt, mit den Ausklapptafeln. Danach hatte ich bereits rote Ohren, wenn ich zur nächsten Stufe, den Geschlechtskrankheiten, kam. Nach dem umfangreichen Platz, den diese einnahmen – vor allem die Abbildungen –, musste es sich dabei um eine Volksseuche handeln, die aber durch das kürzlich entdeckte Penicillin kein Problem mehr darstellte. Am besten gefielen mir der harte und der weiche Schanker (das Wort hörte sich so elegant an). Alle Abbildungen waren detailgenau, die aufbrechenden Eiterbeulen in den Leisten sehr gut gezeichnet. Auch der gelbe Guten-Morgen-Tropfen beim Tripper war nicht schlecht getroffen. Ich konnte nicht genug bekommen von alledem, von Condylomen (spitzen und flachen), Trichomonaden, Chlamydien und Mykoplasmen, von Filzläusen und blumenkohlartigen Gewächsen an den Genitalien.

Eines Tages würde ich einen Impfstoff gegen das alles entdecken, da würde man nicht einmal mehr Penicillin brauchen. Wenn ich doch nur schon Medizin studieren und richtig loslegen könnte! Immer wieder interessant fand ich die Konstitutionstypen nach Kretschmer*, vermutlich, weil ich mich nicht entscheiden konnte, ob ich nun Leptosomer, Pykniker oder Athlet war. Die Typen waren von vorne, hinten und von der Seite dargestellt, untereinander mit Pfeilen verbunden, da es ja auch Mischformen gab. Nach jahrelangen Überlegungen und Grübeleien kam ich zu dem Schluss, dass ich ein leptosomer Athlet mit pyknischem Einschlag sein müsse. Mein Bruder, der noch nicht lesen konnte und dem ich gelegentlich Einblick in das Doktorbuch gewährte, wollte immer wieder auch seinen Typus wissen. Meine Aussage, laut aus dem Doktorbuch vorgetragen, dass er eindeutig unter den Typus »blöd« falle, rief bei ihm reproduzierbare Wutanfälle hervor, die stets in Schluchzen endeten. Bei den Eltern verpfiffen hat er mich aber nie, vermutlich aufgrund meiner Drohung, ihn dann an das Bein unseres Esszimmertisches zu binden und zu foltern.

Nach den geschilderten Präliminarien, die jedes Mal fast eine halbe Stunde dauerten, folgte die eigentliche Lektüre, keineswegs systematisch, aber dennoch in der Hoffnung, mir das Doktorbuch eines Tages ganz erschlossen zu haben. Ich las darin nach dem Zufallsprinzip, kreuz und quer, landete seltsamerweise überdurchschnittlich häufig bei Schädelbasisbruch, Pemphigus und Delirium tremens. Die Lektüre verhalf mir auch zu der Erkennt-

* Die Einteilung der physischen Konstitutionstypen geht auf den Psychiater Ernst Kretschmer in den 1920er-Jahren zurück. Mit diesen physischen Eigenschaften sind jedoch auch psychische Eigenschaften verbunden. Er unterteilte in Pykniker (mittelgroß, gedrungener Körperbau, Neigung zu Fettansatz, Brustkorb unten breiter als oben, kurzer Hals und breites Gesicht, Temperament behäbig, gemütlich, gutherzig, gesellig, heiter, lebhaft bis hitzig oder auch still und weich), Athletiker (kräftiger Körperbau, breite Schultern, oben breiter Brustkorb, Temperament im Allgemeinen heiter, forsch und aktiv), Astheniker/Leptosome: (mager, zart, eng- und flachbrüstig, mit dünnen Armen und Beinen, körperlich und geistig empfindlich, kompliziert, sprunghaft) und Astheniker (Menschen von blass-schmalgesichtigem, asthenischem/»schwachem« Konstitutionstyp, verhältnismäßig lange, dünne Gliedmaßen, ausgezeichnet durch Langhalsigkeit, einen relativ kleinen Kopf und einen schmalen, flachen Brustkorb).

nis, dass die meisten Erwachsenen »Asthma«, »Hämorrhoiden« und »Homöopathie« nicht korrekt schreiben konnten. Sie lasen eben kein Doktorbuch.

Auch was Vaginismus ist, wusste ich aus diesem Buch. Später, gegen Ende der pubertären Phase, musste ich es nochmals genau nachlesen. Im Alter von fünfzehn, sechzehn Jahren waren Sex und Mädchen *die* Themen geworden. Höchstwahrscheinlich hatte noch keiner aus meiner Klasse mit einer Frau geschlafen, aber *alle* hatten Angst vor dem Vaginismus.

»Da ist nichts zu machen. Du bleibst mit dem Schwanz drin stecken wie in einem Schraubstock, einen Rückzieher machen geht nicht. Dann kommt der Rettungsdienst und transportiert dich mit deiner Freundin auf einer Bahre ins Krankenhaus, wo am Eingang schon die Zeitungsreporter lauern.«

Die einzige Möglichkeit, das zu verhindern, war eine ständig griffbereite Stecknadel. Wenn man bei Vaginismus der Partnerin in den Hintern sticht, löst sich die Verkrampfung sofort und man ist aus der Falle entkommen. Wir alle rannten nur noch mit einer Stecknadel unter dem Sakkoaufschlag herum. Für den Fall der Fälle. Es war wie eine Seuche. Wenn wir abends ausgingen, machten wir vorher Nadelkontrolle. Die Nadel war der Beweis für das Erwachsensein, mehr noch als die ersten Zigaretten.

Beim Lesen des Doktorbuchs war ich immer so versunken, dass ich mehrfach fast entdeckt worden wäre. Ich konnte das Buch gerade noch in den Schrank schmeißen, wenn ich meine Eltern nach Hause kommen hörte. Abgeschlossen und den Schlüssel versteckt habe ich dann nachts. Ich kam mir vor wie ein Profiganove.

Trotz meines eifrigen Studiums blieben zahlreiche medizinische Rätsel, deren Lösung mir verschlossen war. Unser Gartennachbar, Herr Jindra, war so ein Rätsel. Er war der Mann ohne Magen. Man hatte ihm den Magen komplett entfernt, weil er ein Geschwür hatte. Natürlich wusste ich das nicht von ihm und ich hätte mich auch nie getraut, ihn zu fragen. Aber alle Erwachsenen redeten darüber: »Das arme Schwein, totale Magenentfernung, kein Fatz Magen mehr vorhanden, kann nur noch von Wasser und Haferschleim leben.« Herr Jindra war mager, geradezu dürr, wie ausgetrocknet, und wenn er im Sommer kein Hemd anhatte, sah ich seine lange, wulstige Narbe, die sich vom Nabel bis zum Brustbein zog.

Ich hatte im Doktorbuch alles über den Magen gelesen und die Operationen nach Billroth I und Billroth II waren mir geläufig, wenngleich ich die dazugehörigen Zeichnungen nicht komplett begriff und darüber wütend wurde. Wohin rutschten die halb verdauten Brocken und die Getränke aus der Speiseröhre, wenn kein Magen mehr da war? Wie fanden sie in den Darm? Sie mussten auf irgendeine Weise in den Darm gelangen, denn Herr Jindra hatte Stuhlgang. Jedes Mal, wenn er vom Plumpsklo hinter dem Schrebergartenhäuschen kam, hatte er den Fäkalieneimer in der Hand und kippte ihn als Kopfdüngung über seine Salatpflanzen. Damit war der wissenschaftliche Beweis erbracht: Eine Darmpassage musste existieren. Aber wie? Nebenbei bemerkt, aß ich nie mehr Salat, wenn er uns welchen schenkte. Was meine Eltern sehr wunderte, aber sie beobachteten eben ihre Umwelt nicht so genau wie ich.

Meinem Großvater war ich in medizinischen Dingen eine wertvolle Stütze. Wenn er seine Herzanfälle bekam und nachts aufrecht im Bett sitzend nach Luft rang, sang ich ihm immer wieder sämtliche Strophen des alten Gassenhauers *Das kann doch einen Seemann nicht erschüttern* vor. Damit hielt ich ihn aufrecht und am Leben. Ich sang und wiederholte das Lied so oft, bis Großmutter mit dem Doktor kam, den sie des Nächtens herausgeklingelt hatte.

Die Diagnose war klar: Angina pectoris (mit Betonung auf dem »O«, mein Latein war noch nicht perfekt). Bei den Anfällen hatte Großvater noch blauere Lippen als sonst, rang nach Luft und blies beim Ausatmen die Backen auf: pft – pft – pft, wie eine Dampfmaschine in den letzten Umdrehungen vor dem Stillstand. Dem Doktorbuch zufolge konnte es sich dabei nur um Herzasthma handeln. Nach einer Spritze ging es Großvater dann wieder besser. Ohne mein therapeutisches Singen, das die Wartezeit verkürzte, hätte er die vielen Herzanfälle sicher nicht überstanden. Was ich da machte, war Psychologie und psychosomatische Medizin in Reinkultur, ich war meiner Zeit weit voraus, ohne dass meine Umgebung das richtig erkannt hätte.

Auch wenn keine Herzanfälle zu beklagen waren, kam der Doktor täglich, um Großvater ein Viertel Strophantin zu spritzen. Nur sonntags kam er nicht.

»Die Pumpe muss einmal in der Woche Ruhe haben, deshalb auf Wiedersehen bis Montag«, sagte Dr. Fiala jeweils am Samstag.

Aus dem Doktorbuch wusste ich, dass das eine plumpe Ausrede war, um am Sonntag nicht raus zu müssen. Strophantin muss täglich gespritzt werden! Ich rächte mich stellvertretend für Großvater, an dem ich sehr hing. Die Spritzen waren damals keine Einmalspritzen aus Kunststoff, sondern aus Glas. Sie wurden in Metalldosen aufbewahrt, die Kanülen dazu lagen in runden Metallbehältern wie in einem Karussell, die Spitzen zur Mitte, abgedeckt durch eine Glasplatte. Der Doktor hatte mir erklärt, dass das Berühren aus Gründen der Sterilität streng verboten war. Kaum hatte Dr. Fiala das Strophantin aufgezogen, die Staubinde angelegt und sich meinem Großvater zugewandt, hob ich das Glas an und streifte alle Kanülen mit der Fingerspitze. Niemand hatte etwas bemerkt, aber alle Patienten, die mit diesen Nadeln eine Spritze erhielten, würden an schweren Infektionen sterben! Geschieht dem Doktor recht, wenn er zu faul ist, Großvater am Sonntag zu behandeln, dachte ich bei mir, ohne die geringsten Gewissensbisse zu verspüren.

Das Kartenspielen war Großvaters Ein und Alles, aber auch sein Verderben. Nächtelang saß er im Kaffeehaus, spielte, trank und rauchte trotz seiner schweren Herzkrankheit. Schließlich war er in einem so desolaten Zustand, dass er nicht einmal mehr die paar hundert Meter zu Fuß nach Hause gehen konnte. Seine Kumpane mussten ihn spät in der Nacht mit vereinten Kräften auf einem Kaffeehausstuhl (es waren die schön geschwungenen Thonet-Stühle, daran erinnere ich mich noch genau) heimwärts tragen. Als er es nicht einmal mehr bis in sein Stammcafé schaffte, kamen seine Mitspieler regelmäßig zu uns nach Hause zur Kartenrunde.

Ich liebte meinen Großvater über alles. Bei ihm durfte ich das, was bei meiner Mutter verboten war. Wenn er Karten spielte, erlaubte er mir, seine brennende Zigarette zu halten. Ich steckte sie mir lässig in den Mund, zog natürlich nicht daran, aber betrachtete mich im Spiegel und kam mir richtig gut vor. Vom Bier probieren ließ er mich auch. Das schmeckte mir schon mit fünf Jahren ausgezeichnet.

Die Kartenrunde spielte Bauernschnapsen, ein Spiel, das in den Ländern des ehemaligen Österreich-Ungarn weit verbreitet ist. Ich durfte kiebitzen, wenn ich dabei den Mund hielt, was mir nicht immer gelang und mir so manche Ohrfeige eintrug. Jedenfalls kannte ich die Regeln und Züge des Spiels, lange bevor ich lesen und schreiben konnte.

Das Kiebitzen endete tragisch. Ich stand wie immer hinter meinem Großvater, als er ausspielen sollte. Er hatte das Blatt seines Lebens in der Hand: vier Asse und den Atout-König. Großvater rührte sich nicht, spielte nicht aus, tat gar nichts. Ich dachte, er wollte den Triumph des Blattes vollständig auskosten. Nichts passierte. Dann senkte Großvater langsam, ganz langsam die Hand mit den Karten auf den Tisch. Ich flüsterte ihm ins Ohr: »Alle können dein Blatt sehen, was machst du?« Als ich mich vorbeugte, sah ich, dass ihm ein dünner Speichelfaden aus dem linken Mundwinkel lief, der zudem seltsam heruntergezogen war. Nun sank Großvater wie im Zeitlupentempo nach links vom Stuhl auf mich herab. Ich war viel zu schwach, um ihn zu stützen. Seine Freunde waren aber schon aufgesprungen und hatten ihn gehalten, sodass er ganz sanft auf den Boden glitt. Da lag er nun auf dem Rücken, rührte sich nicht mehr und schien starr in die Ferne zu blicken. Ich weinte, legte mich auf ihn und sprach ihn immer wieder an. Nichts. Er war tot. Meine inzwischen alarmierte Mutter kam an, packte mich unsanft am Arm und zog mich gegen meinen Widerstand aus dem Zimmer: »Das ist nichts für dich, du gehst jetzt schlafen.« Als ob ich hätte schlafen können! Ich kriegte genau mit, dass der Hausarzt eintraf und den Tod infolge eines Schlaganfalls bestätigte. Die Familie blieb bis zum Morgen auf. Mich tröstete in der Nacht niemand. Alle waren beschäftigt und hatten mich wohl vergessen. Das Bild des sterbenden Großvaters verfolgte mich noch monatelang. Es war meine erste Begegnung mit dem Tod. Viele weitere sollten folgen, aber das konnte ich damals noch nicht ahnen. Das Leben ging weiter. Ich las viel, verschlang die Bücher meiner Altersstufe, kehrte aber immer wieder zu meiner Lieblingslektüre, dem Doktorbuch, zurück.

Frühzeitige medizinisch-operative Erfolge hatte ich auch zu vermelden. Mit meiner Beidhändigkeit bin ich der geborene Chirurg. Eigentlich war ich ja Linkshänder. Meiner Grundschullehrerin danke ich es noch heute, dass sie mich in den 1950er-Jahren mit harten Linealschlägen auf die Finger im Lauf der Zeit zum Rechtshänder umerzogen hat. Jedenfalls kann ich heute vom Schreiben bis zum Hämmern oder Nähen alles mit beiden Händen, je nach Bedarf.

Dies sollte eines Tages unserem Briefträger, Herrn Zawadil, zugute kommen. Er wusste fast alles über die Leute in unserer Straße, da er sämtliche Postkarten las und – wie ich vermute – auch Briefe heimlich öffnete. Er kam zweimal täglich (kein Druckfehler, die Post kam damals noch morgens und nachmittags und auch am Samstag!) und brachte neben der Post auch verbal alle Neuigkeiten des Viertels, die auf diese Weise rasend schnell verbreitet wurden, er war sozusagen ein Vorläufer von Facebook, Twitter und Youtube zusammen.

Eines Tages kam Herr Zawadil mit einer schwarzen Augenklappe über dem linken Ohr. Unter dieser zweckentfremdeten Schutzvorrichtung lugte eine weiße Watteschicht hervor. Was war passiert? Sein kleiner Sohn hatte ihm beim Spielen eine Erbse in den Gehörgang gesteckt. Durch Körperfeuchtigkeit und Ohrschmalz aufgequollen, widersetzte sich die Erbse allen Entfernungsversuchen. Weder mit Zahnstochern noch mit Draht war ihr beizukommen. Sogar Dr. Fiala, unser praktischer Arzt, hatte passen müssen und hatte Zawadil zur Extraktion des Fremdkörpers zum Hals-Nasen-Ohren-Spezialisten überwiesen. Durch die zahlreichen Entfernungsversuche und das weitere Quellen verursachte die Erbse dem armen Zawadil inzwischen höllische Schmerzen. Auf den Termin beim Spezialisten musste er jedoch noch einige Tage warten. Die Zeit verkürzte sich Zawadil dadurch, dass er jeden, dem er Post brachte, in sein Ohr schauen ließ. Er schob die schwarze Klappe zur Seite und in der Tiefe des Gehörgangs konnte man bei geeignetem Lichteinfall die grünlich gewölbte Kuppe der Erbse sehen, oder zumindest erahnen.

Da meine Eltern nicht zu Hause waren, zeigte er auch mir die Erbse im Ohr. Aus dem Doktorbuch war ich über den Gehörgang bestens informiert. Wenn man die Ohrmuschel nur kräftig genug nach hinten und oben zog, konnte man auch ohne Ohrenspiegel den Gehörgang einigermaßen einsehen. Ich bettelte Zawadil so lange an, bis er mir einen Versuch (»Aber nur einen einzigen!«) gestattete. Er setzte sich auf einen Küchenstuhl, die lederne Umhängetasche auf den Knien. Nur mit Mühe konnte ich ihn dazu überreden, den weiten blauen Post-Mantel abzulegen, der mich bei dem Eingriff nur behindert hätte. Dann ging alles ganz rasch: Ich nahm eine Taschenlampe in den Mund, damit war die Ausleuchtung ganz passabel. Mit der rechten Hand zog ich sein Ohr fest nach hinten und mit meiner leicht gebogenen, rostigen Briefmarkenpinzette in der Linken packte ich die Erbse und zog sie mit Gefühl heraus, ohne sie zu zerquetschen. Eine Meisterleistung, da sie von den vergeblichen Extraktionsversuchen schon ganz zerstochert war. Zawadil bedankte sich überschwänglich und trug meinen Ruhm ins ganze Viertel. Ein Taschengeld wäre mir lieber gewesen, aber darauf wartete ich vergeblich.

Ich erkannte nun glasklar, dass mein Weg vorgezeichnet war: Ich musste Medizin studieren, um die Rätsel zu lösen, um hinter die Kulissen zu schauen, um alles zu begreifen. Eines Tages würde ich alles wissen und können, damit einen Haufen Geld verdienen und so nebenbei auch noch zahlreiche Krankheiten vollständig ausrotten, sodass sie nur noch blasse Erinnerungen, ja, Medizinhistorie sein würden. Ich konnte es kaum erwarten, den Eid des Hippopotamus, oder wie der Kerl hieß, zu schwören.

2

Bandwurm und Co.

Wir lebten in einem Mietshaus mit zehn Wohnungen oder wie man in Wien sagt: in einem Zinshaus mit zehn Parteien. Genaugenommen war es eine Mischung aus Kranken- und Irrenhaus. Unter den Bewohnern des Hauses fand sich kaum ein gesunder, geschweige denn normaler Mensch. Außer mir natürlich. Für mein frühes medizinisches Interesse waren das hervorragende Studienbedingungen und mithilfe des Doktorbuchs konnte ich alle Diagnosen entschlüsseln, ja sogar verfeinern!

In Wohnung Nummer eins lebte ein ältliches Fräulein, Aloisia Baumgartner, unauffällig und zurückgezogen. Alle nannten sie nur »die Loisi«. Sie war zwergenhaft klein, hatte einen gewaltigen Buckel, einen für ihren Körper viel zu großen Kopf und eine völlig schiefe Haltung. Wegen ihrer O-Beine watschelte sie eher, als dass sie ging. Sprach man über sie, hieß es immer, sie sei eben verwachsen.

»Verwachsen«, wie man mit Wiener Charme sagte, war in Wirklichkeit das Ergebnis der Rachitis – des Mangels an Licht, Luft, Sonne und Vitamin D. Mit ein paar Vitamintabletten im Säuglingsalter kann man das heute verhindern. Rachitis gab es zu allen Zeiten und in allen Regionen der Erde. Mumienfotos in meinem Doktorbuch bewiesen das. Besonders verbreitet war die Rachitis in England, deswegen wurde sie auch »Englische Krankheit« genannt. Ist ja klar, bei dem Smog und dem ständigen Regen entwickeln die Engländer kaum Vitamin D. Man sollte sie allesamt umsiedeln, südlich des Brenners. Sie würden sich sofort wohler fühlen und ihre traurige Insel bald vergessen haben.

Aufgrund ihres verwachsenen Aussehens ging die Loisi kaum aus dem Haus. Sie schämte sich und allzu oft wurde sie auch noch verspottet. Wie viele alte Vetteln war sie eine eifrige Kirchgängerin. Ich war Messdiener und sah sie daher regelmäßig in der Frühmesse.

Die Frühmesse war die reine Pest. Ich musste schon um sechs aufstehen, die Messe begann um Viertel vor sieben, dauerte bis halb acht und danach musste ich in die Schule rasen. Auch am Sonntag blieb ich vom Messdienst nicht verschont. Man konnte wählen: Frühmesse von einer Stunde Dauer um sieben oder feierliches Hochamt (mindestens zwei Stunden) um zehn. Scylla und Charybdis. Ich wählte immer die kurze Frühmesse. Lieber ein Ende mit Schrecken.

Messdiener wurde ich nur, weil meine Mutter mich dazu zwang. Sie schleifte mich sogar zum Fotografen. Dort musste ich mir die Messdienerkluft anziehen, in der ich mir wie ein Mädchen vorkam, und dann wurde ich mit einer Kerze in der Hand fotografiert. Das Foto hatte meine Mutter immer in ihrer Handtasche und zeigte es allen Bekannten, wobei ihr jedes Mal die Tränen in die Augen stiegen. Ich schämte mich entsetzlich.

In der Messe saß ich während der Predigt unter der Kanzel, den Kirchenbänken zugewandt und konnte alle sehen. Das Volk bestand nur aus alten Weibern. Wenn das die Heerscharen Gottes sind, dann gute Nacht, dachte ich bei mir. Von meinem Platz aus konnte ich Loisi ganz genau studieren. Wenn sie betete, sah ich ihre deformierten Handgelenke. Die hatten mir noch zur Komplettierung meiner Diagnose gefehlt. Sie hatte alle Symptome der Rachitis! Alle, die ich auch im Doktorbuch gefunden hatte! Rachitis konnte also abgehakt werden, ich wusste nun alles darüber. In Wohnung Nummer zwei lebten Anton und Emilie Büchinger. Er war Rentner und früherer Straßenbahner und hatte nur ein Bein.

Sein anderes hatte er verloren, weil er von seiner eigenen Straßenbahn überrollt wurde. Damals war noch in jedem Straßenbahnwaggon ein Schaffner, der die Fahrkarten verkaufte und lochte. Wenn alle Fahrgäste ein- und ausgestiegen waren, gab Büchinger mit der Trillerpfeife das Signal zur Abfahrt und sprang dann auf die anrollende Straßenbahn auf. Dabei war es passiert. Böse Zungen behaupteten, er wäre wie üblich alkoholisiert gewesen. Nach dem Unfall bezog er eine Rente und war mehr im Kaffeehaus Karten spielen als zu Hause. Mit seinem Schicksal schien Büchinger überhaupt nicht unzufrieden zu sein, jedenfalls jammerte er nie und war immer gut gelaunt. Eine Prothese vertrug er nicht, der Beinstumpf war zu empfindlich. Also bewegte er sich mit diesen altmodischen ypsilonförmigen Holzkrücken fort, die mit kleinen Polstern versehen sind, auf die man die Achseln stützen kann.

Seine Frau Emilie lehnte bei jedem Wetter am offenen Fenster ihrer Erdgeschosswohnung und überwachte die Vorgänge auf der Straße. Dabei qualmte sie ununterbrochen, rang nach Luft und hustete. Wenn sie mit den Vorbeikommenden den neuesten Tratsch austauschte, konnte sie keinen Satz ohne Unterbrechung aussprechen. Es fehlte ihr die Luft und sie musste immer wieder mühevoll einatmen. Aber weder das Tratschen noch das Rauchen konnte sie lassen. Heute würde man ihr ein kleines, tragbares Sauerstoffgerät wegen der Lungenblähung verschreiben. Aber so etwas gab es damals noch nicht.

Wohnung Nummer drei gehörte meinem Großvater. Er war verwitwet und hatte regelmäßige Herzanfälle. Das hinderte ihn jedoch nicht, hinter den Frauen her zu sein, wie er es sein ganzes Leben lang gewesen war. Großmutter hatte davon gewusst. Ihre einzigen Heilmittel dagegen waren Beten und der tägliche Kirchgang. Erwartungsgemäß war die Wirkung gleich null, selbst Wallfahrten halfen nicht.

Auch nach dem Tod seiner Frau hatte mein Großvater immer wieder kurze Affären – bis Marie kam. Sie war in seinem Alter, so um die siebzig. Alle nannten sie nur »die schwarze Marie«. Sie hatte einen üblen Ruf und mit ihrem pechschwarz gefärbten Haar sah sie aus wie eine Hexe. Ihrem letzten Lebensgefährten, einem beinamputierten Kriegsheimkehrer, hatte sie die Prothese weggenommen, auf dem Schwarzmarkt verkauft und ihn danach hinausgeschmissen. Bei den vielen Beinamputierten nach dem Weltkrieg konnte man für eine Prothese einen Haufen Geld kriegen. Und auf Geld war die schwarze Marie immer aus.

So ruinierte sie auch meinen Großvater. Sie kochte nicht, putzte nicht und trieb sich viel herum. Großvaters Rente ging monatlich vollständig drauf und auch seine Ersparnisse waren bald weg. Er konnte aber einfach nicht von ihr lassen. Damals verstand ich es nicht, aber heute weiß ich es: Es war der pure, nackte Sex, der ihn steuerte.

Alles Zureden der Familie half nicht. Im Gegenteil, er verkrachte sich mit allen. Bis die schwarze Marie spurlos verschwand, während Großvater wieder einmal wegen seiner Herzbeschwerden im Krankenhaus lag. Sie hatte die Wohnung ausgeräumt und alles, was halbwegs von Wert war, mitgenommen.

Großvater war nur noch ein Häufchen Elend. Von den Weibern hatte er vorübergehend die Nase voll. Jetzt beschäftigte er sich mehr mit mir, erzählte viel. Im Ersten Weltkrieg war er bei der Kavallerie gewesen und hatte von damals eine Tätowierung auf dem rechten Unterarm: ein großes Hufeisen und darin seine Regimentsnummer. Ich zeichnete mir das Bild minutiös ab. Später wollte ich auch so eine Tätowierung haben. Natürlich wurde nichts daraus. Aber das Bild, das ich als Kind abmalte, besitze ich noch immer.

Großvater brachte mir schon vor der Einschulung das Lesen bei. Ich saß auf seinem Schoß und fuhr mit dem Zeigefinger langsam die Überschriften im *Kleinen Volksblatt* entlang, während er sie, der Geschwindigkeit meines Fingers angepasst, vorlas. Es dauerte nicht lange und ich konnte alle Texte selbst lesen. In der

Schule langweilte ich mich dann, während die anderen noch mühsam buchstabierten.

Lesen blieb meine Leidenschaft auch dann noch, als Großvater schon lange tot war. Ich verschlang Bücher, las aber nie die infantile Jugendliteratur, die ich noch als Dreizehnjähriger regelmäßig zu Weihnachten und Geburtstagen von meinen Eltern und wohlmeinenden Verwandten geschenkt bekam. Ich bediente mich lieber heimlich an dem Bücherschrank meiner Mutter. Dort fand sich das, was damals in bürgerlichen Haushalten üblich war: Pearl S. Buck, Vicki Baum, Axel Munthe, Erich Maria Remarque und *Das Beste aus Reader's Digest*. Später kam noch H.-G. Konsalik hinzu. Adalbert Stifter fand ich zum Einschlafen langweilig. Ich hatte deswegen ein schlechtes Gewissen, da er doch so angesehen war. Erst viel später las ich zufällig den Satz: »Auch große Dichter können sehr langweilig schreiben.« Das erlöste mich von meinem Stifter-Trauma.

In Wohnung Nummer vier lebten Herr und Frau Pepy. Herr Pepy hieß mit Vornamen Josef. Umgangssprachlich wird ein Josef in Österreich Pepi gerufen. Josef Pepy hieß also eigentlich Pepi Pepy. Vorname und Familienname auf Kollisionskurs wie zwei Dampfer im Nebel und Anlass für ständige Witzeleien. Da hatte sein Vater bei der Namensgebung danebengehauen. Oder er war mal wieder besoffen gewesen – eine Tradition, die sein Sohn fortsetzte.

Frau Pepy war Waschfrau. Vor der Waschmaschinenära war alle 14 Tage Waschtag. Dann kam frühmorgens Frau Pepy in die Waschküche unseres Hauses, heizte mit Holz den großen Kessel an und wusch für unsere Familie die Wäsche von zwei Wochen, in Holzbottichen und mit dem Waschbrett. Wenn er nicht zu betrunken war, übernahm ihr Mann das Heizen. Gelegentlich fiel er dabei vom Hocker. In der Waschküche stand auch eine altmodische Badewanne. Sie wurde abends mit dem übrig gebliebenen heißen Wasser gefüllt, denn es war auch Badetag alle 14 Tage.

Zuerst mein Bruder und ich, dann meine Eltern und zuletzt Groß-vater. Der Arme, bei ihm war das Wasser dann schon kalt und dreckig, aber damals wurde ausgenutzt bis zum Letzten. Auf dem Wannenrand hatte sich dann ein fettiger, schwarzer Schmutzrand gebildet. Ich musste ihn jedes Mal wegmachen und ekelte mich davor. Drücken konnte ich mich nicht, denn meine Mutter kon-trollierte es.

Herr Pepy war ein Säufer. »Trunkenbold« war ein zu schwa-cher Ausdruck für ihn. Er zitterte. Oft so stark, dass ihn seine Frau füttern musste, weil er den Löffel nicht mehr halten konnte. Wenn er dann im Lauf des Tages sein Quantum intus hatte, ließ das Zittern nach. Delirium tremens, ganz klar. Seine Augen waren blutunterlaufen, wie die eines Stieres. Morgens musste er immer kotzen. Da wir auf einer Etage ein Gemeinschaftsklo für jeweils drei Familien hatten, kriegte man das genau mit, vom Geräusch und von den Spuren her. Vomitus matutinus, gehört zum Alkohol-delir, auch ganz klar. Seine Frau berichtete, dass er nachts kleine Tierchen auf der Bettdecke sah. Der Protozoenwahn! Jetzt waren die Symptome fast komplett.

Herr Pepy schlief häufig seinen Vollrausch im Rinnstein unserer Straße aus. Wenn ich ihn morgens auf dem Weg zur Schule fand, stieß ich ihn mit der Fußspitze an. Dann brummelte er Unver-ständliches. Aufstehen konnte er nicht mehr. Ich verständigte seine Frau und die schleppte ihn mit der Hilfe von Nachbarn in die Wohnung.

Als ich ihn zum letzten Mal mit der Fußspitze anstieß, reagierte er nicht mehr. Er war tot. Ich versuchte, seinen Arm zu heben. Es ging nicht. Die Totenstarre war bereits eingetreten. Panik erfasste mich. Ich hatte am ganzen Körper eine Gänsehaut und rannte weg, so schnell ich konnte. Versteckt hinter einer Parkbank beob-achtete ich die Leiche aus der Entfernung. Ich hatte Angst, man könnte mich für den Tod verantwortlich machen, wenn ich es als Erster meldete. Bald kamen mehrere Leute vorbei und blieben stehen. Als auch noch ein Polizist eintraf, haute ich ab. Keiner hatte mich gesehen. Aber das Bild des Toten verfolgte mich noch monatelang.

In der Wohnung Nummer fünf lebten wir, meine Eltern, mein Bruder und ich. Meine Mutter war eine schwere Zwangsneurotikerin und machte es uns nicht leicht. Wenn etwas nicht so lief, wie sie es wollte, bekam sie hysterische Schreikrämpfe. Dafür lief sie in den Hausflur, warf sich kreischend auf den Rücken und strampelte mit allen vieren. Die Wohnungstüren öffneten sich und mit Neugier wurde das Schauspiel verfolgt. Mein Vater zog meine Mutter in die Wohnung zurück und schloss die Tür. Er wäre am liebsten im Boden versunken.

Wiederholt war meine Mutter in der Psychiatrie. Die Aufenthalte dort wurden von meinem Vater schamhaft mit »vegetativer Dystonie« umschrieben. Aber alle, die sie kannten, wussten natürlich, was Sache war. Mit meiner Mutter als Protagonistin könnte ich einen fünfhundertseitigen erfolgreichen Familienroman schreiben. Aber dazu bin ich zu faul. Na ja, vielleicht hebe ich mir das auch für später auf.

Von meinem Vater ist nur wenig zu berichten. Er war liebenswürdig, meiner Mutter nicht gewachsen und ansonsten ein kaufmännischer Angestellter.

In der Wohnung Nummer sechs lebten Herr Franz und Frau Amalie Simanek. Herr Simanek war pensionierter Eisenbahner und widmete sich seinem Schrebergarten und seiner Mitgliedschaft in der kommunistischen Partei. Jeder, der mehr besaß als er, war ein Schwein und müsste liquidiert werden. Das war die Quintessenz seiner simplen Ideologie. In Wirklichkeit war er ein völlig harmloser Mensch und guter Familienvater. Alle paar Monate war er, wie bereits erwähnt, wegen Koliken im Krankenhaus. Es schien, als hätte er Koliken an allen Organen, an denen man Koliken haben kann und auch da, wo man sie gar nicht vermuten würde.

Frau Simanek hatte eine körperliche Besonderheit. Ihr fehlten der rechte Zeige- und Mittelfinger. Als sie noch jünger war, war sie einmal zum Metzger gegangen – in Österreich treffender »Fleischhauer« genannt. Sie wollte Schweinerippchen. Auf der Theke lag ein großes Stück. »Etwa so viel«, sagte sie und zeigte mit den beiden Fingern darauf. Der Metzger hackte präzise zu. Auf die Schweinerippchen und auf die Finger – die wurden glatt abgetrennt. Fehlte nur noch, dass er sagte: »Darf's ein bisschen mehr sein?« Der Metzger packte ihr die Schweinerippchen ein und wickelte die beiden Finger in Zeitungspapier. Damit kam sie im Krankenhaus an. Was man mit den Fingern anfangen sollte, wusste man dort nicht. Sie wurden weggeschmissen und die Haut über den Knochenstümpfen zugenäht. Für eine mikrochirurgische Replantation war die Zeit noch nicht reif. Gegen den Metzger unternahm Frau Simanek nichts. Für eine solche Lappalie würde man doch niemanden verklagen.

Frau Simanek tratschte überaus gern. An einem Vormittag konnte sie alle Mitbewohner unseres Hauses nacheinander besuchen und dort ihre Neuigkeiten überbringen. Dafür ließ sie Kochen und Putzen liebend gern links liegen. Gleichzeitig saugte sie die Besuchten regelrecht aus, nach den Einzelheiten und Details anderer Neuigkeiten zum Weitererzählen.

Eines Morgens klopfte sie wie üblich an unsere Wohnungstür. Meine Mutter ließ sie herein. In den Händen hielt Frau Simanek einen ihrer Aluminiumkochtöpfe und gab sich geheimnisvoll. »Schauen Sie, Frau Anibas, was ich hier habe«, sagte sie, lüftete den Deckel und ließ uns reinschauen. Ich konnte alles genau sehen: Im Topf war ein großer, stinkender Scheißhaufen mit einer Bandnudel drauf. Aber die weißgelbe Bandnudel wand und schlängelte sich. Es war ein Bandwurm! Den Kopf des Wurms konnte ich nicht ausmachen. Nach der Form konnte es sich nur um einen Rinderbandwurm Taenia saginata handeln. In meinem Doktorbuch waren sämtliche Bandwürmer abgebildet. Aus diesem Kapitel erfuhr ich, dass sich der eigentliche Bandwurm noch im Darm von Frau Simanek befinden musste. Er hatte nur einige Glieder voller Eier abgegeben, um sich fortzupflanzen.

Frau Simanek machte bei allen Hausbewohnern ihre Runde mit dem Bandwurm. Sie wollte überall Eindruck schinden, jeder musste den Bandwurm bewundern. Nur Rechtsanwalt Dr. Pühringer in Wohnung Nummer sieben warf sie raus, als sie ihm diese unappetitliche Sache zeigen wollte. Danach grüßte sie ihn nicht mehr.

Den Bandwurm behielt Frau Simanek, da sie in der Zeitung gelesen hatte, dass man durch so einen Parasiten schlank würde. Wahrscheinlich stellte sie sich vor, dass ihr Darmbewohner von jedem Schnitzel und jedem Backhendl die Hälfte fressen würde. So tat sie sich beim Essen keinen Zwang mehr an und wurde noch fetter. Wenn meine Mutter keine Lust zum Kochen hatte, schickte sie mich zu Frau Simanek zum Mittagessen. Nach der Bandwurmgeschichte rührte ich bei ihr keinen Bissen mehr an. Immer wenn ich den wieder für das Essen verwendeten Aluminiumkochtopf sah, kam der Brechreiz in mir hoch.

Wohnung Nummer sieben bewohnten, wie gesagt, Rechtsanwalt Dr. Bruno Pühringer, Junggeselle, und seine Schwester Emma. Herr Pühringer war ein Typ, der allen unheimlich war. Schwarze, stechende Augen hinter dicken Brillengläsern einer ebenso schwarzen Hornbrille. Er hatte einen tiefen Haaransatz und kaum Stirn. Die schwarzen Haare waren glatt nach hinten gekämmt. Er schlief mit Haarnetz, das er morgens meist noch aufhatte, wenn man ihn sah. Man sah ihn jedoch selten und er hielt sich aus dem Haustratsch raus. Schon deswegen erweckte er bei den Hausbewohnern Misstrauen. Er war Rechtsanwalt, aber was er genau tat, wusste keiner.

Seine Schwester Emma war unverheiratet und bestand darauf, mit »Fräulein« angesprochen zu werden. Sie war um die dreißig, hässlich und hatte ein unappetitliches Äußeres. Ihre fettigen Haare endeten in einer ausgewachsenen Dauerwelle, aus der die Kopf-schuppen rieselten, um sich auf den Schultern dauerhaft nieder-zulassen. Auf dem Kinn hatte sie eine große schwarze Warze. Darauf wuchsen dicke Haare, wie bei einem Nilpferd. Wenn ich mit Emma Pühringer sprach, musste ich geradezu zwanghaft die Warze anstarren. Ich war in großer Versuchung, die Haare auf der Warze abzuschneiden.

Im Doktorbuch hatte ich gelesen, dass Ekel Herpes hervorrufen kann. Nachdem ich mit Emma Pühringer gesprochen hatte, tastete ich also immer mit der Zunge über meine Lippen, ob ich schon diesen leicht metallischen Geschmack als Vorboten für die Herpes-bläschen ausmachen konnte. Damit kannte ich mich aus, denn ich litt von Kindheit an immer wieder an Herpes.

Auch wenn es mich also vor dieser Frau sehr ekelte: Nach der Bandwurmgeschichte beschloss ich, nicht mehr unsere Gemein-schaftstoilette mit Familie Simanek zu benutzen, sondern künftig nur noch auf das Klo von Pühringer und Pospischil zu gehen. Denn auf der Gemeinschaftstoilette stellte ich mir immer vor, dass Millionen und Abermillionen Bandwurmeier, mikroskopisch klein und für das bloße Auge nicht sichtbar, über die Kloschüs-sel und alles, was Frau Simanek anfasste, verteilt waren. Die winzigen Bandwurmkinder warteten nur darauf, sich möglichst bald in meinem Darm als neue Untermieter einzunisten. Eklig! Bandwürmer haben übrigens keinen eigenen Darm. Sie brauchen nämlich keinen. Sie schlürfen genüsslich den Darmsaft ihres Wirts auf und resorbieren diesen vollständig. Das ist wie bei der Astro-nautenkost. Sie wird vollständig vom Körper aufgenommen und so haben Astronauten keinen Schiss mehr. Das ist im Weltraum sehr praktisch.

Um das Klo von Pühringer und Pospischil benutzen zu können, bog ich mir als Dietrich einen dicken Draht zurecht, mit dem ich mühelos die Tür öffnete. Meine neue Gewohnheit schien nie-mandem aufzufallen und ich war erleichtert. Bis ich regelmäßig hinter der Kloschüssel blutige Lappen fand – das geschag einmal im Monat. Ich war mir sicher, einem Verbrechen auf der Spur zu sein. Pospischil war harmlos, da war ich mir gewiss. Aber Pühringer konnte man alles zutrauen. Ich beschloss, die Angelegenheit detektivisch anzugehen, wie Nick Knatterton aus der *Quick*.

Unter Vorwand meldete ich mich öfter bei Dr. Pühringer. Er bat mich in seine Wohnung und war eigentlich recht freundlich, das hatte ich gar nicht erwartet, bei seinem diabolischen Blick, wenn man ihm im Treppenhaus begegnete. Mir fielen sofort die Türen in seiner Wohnung auf: Sie waren gespickt mit Löchern, als ob sie jemand stundenlang mit einem Schraubenzieher oder einer Messerspitze bearbeitet hätte. In Dr. Pühringers Zimmer hingen Florette, Degen und Säbel an der Wand. Er war zwar schon »Alter Herr« in seiner Verbindung, focht aber immer noch. Er zeigte mir alle möglichen Fechtpositionen. Sein Gegner war dabei immer eine Tür, die er attackierte wie ein Torero. Deshalb sahen die Türen so schlimm aus. Pühringer ließ mich alle seine Waffen ausprobieren. Gegen die Türen natürlich, die bald nur noch als Brennholz taugen würden. Ich konnte in Ruhe die Wohnung inspizieren, fand aber keinen Hinweis für die Abschlachtung von Tieren oder Menschen. Die blutigen Lappen lagen weiterhin regelmäßig auf der Toilette. Ob Pühringer seine Fechtübungen vielleicht doch gegen Katzen oder entlaufene Hunde machte?

Mir war mulmig zumute, bis ich es nicht mehr aushielt und den Vater eines Klassenkameraden, der bei der Kripo war, ins Vertrauen zog. Er klärte mich auf: Anscheinend benutzte Emma Pühringer alte Lappen als Monatsbinden und schmiss diese einfach hinter die Toilette. Ich war beruhigt und wusste nun besser über die Geheimnisse der Frauen Bescheid. Meine Eltern hätte ich so was nie und nimmer fragen können.

Die Wohnung Nummer acht gehörte Herrn und Frau Pospischil. Herr Pospischil war Experte für maritime Fragen. In der Wohnung wurde jeder freie Platz mit Modellen und Bildern von Segelschiffen, Handelsschiffen und Kriegsschiffen vollgestellt. An Feiertagen ging Herr Pospischil im Matrosenanzug aus. Ob zu Hause oder im Kaffeehaus – die Nautik war sein liebstes Gesprächsthema. Er sah sich als Fachmann, da er im Zweiten Weltkrieg zur Marine eingezogen worden war. Für einen Österreicher, der noch nie das Meer gesehen hatte, sicher eine aufregende Geschichte. Womit sich Herr Pospischil nicht so gern konfrontierte, das waren die Tatsachen. Er war einer Versorgungskompanie der Marine zugeteilt und während des ganzen Krieges nicht ein einziges Mal auf einem Schiff gewesen, vorher und nachher auch nicht. Seinem Seemannsgarn, das er ständig spann, tat das keinen Abbruch.

Seemännisch sah Herr Pospischil überhaupt nicht aus. Er war untersetzt, hatte einen Kugelkopf mit Haarkranz und einer immer roten Schnapsnase. Und unter der Nase ein kleines Oberlippenbärtchen, Marke Adolf H. Was aber zuerst ins Auge sprang, war sein gewaltiger Kropf. Normale Hemden konnte er nicht tragen. Er kaufte auf den Wochenmärkten die speziellen Kropfhemden mit weitem Hals, die in Österreich überall angeboten wurden. Außer dem dicken Hals hatte Herr Pospischil keine Symptome und keine Beschwerden. Nach meinen Recherchen im Doktorbuch unter »S« wie Schilddrüse kam ich zu dem Schluss, dass es sich um eine Jodmangelstruma handeln müsse. Im österreichischen Salz ist eben kein Jod. Da er keine Beschwerden hatte, lehnte Herr Pospischil jodiertes Salz oder gar eine Operation ab. Im Geiste sagte ich ihm über kurz oder lang eine Luftnot voraus. Die trat auch prompt ein. Operiert werden konnte er aber wegen seines Herzens nicht mehr. »Sie haben ein mordsmäßig erweitertes Herz, ein Münchner Bierherz«, sagte ihm sein Hausarzt. Ich musste passen. Den Ausdruck fand ich im Doktorbuch nicht.

Herr Pospischil hatte noch eine Besonderheit, die mich faszinierte: eine lange, lederne Unterhose. Die lange Unterhose war aus Rehleder und früher einmal gelb gewesen. Jedes Jahr im Oktober – wenn es kalt war, auch schon früher – forderte Frau Pospischil ihren Mann auf: »Josef, es ist Zeit für die Lederne«, worauf er seine lederne Unterhose anzog. Und bis Ende April nicht mehr ablegte, nicht einmal im Bett, denn die Wohnungen waren ofengeheizt und nachts kalt. Er wechselte die Unterhose tatsächlich nicht. Wenn er sie dann im April auszog, ließ ich mir das jährliche Ritual nicht entgehen. Von unserem Küchenfenster aus konnte ich sehen, wie Frau Pospischil die Hose im Hof mit dem Gartenschlauch abspritzte. Was ablief, war eine unbeschreiblich dreckige Brühe, ein Bakteriensaft. Danach wurde die Unterhose mit Wäscheklammern zum Trocknen aufgehängt. Getrocknet war sie steif wie ein Brett und stand von alleine, ein Monument von einer Unterhose, bereit für den erneuten Einsatz im nächsten Herbst.

Nach dieser Großreinigung wechselte Herr Pospischil von der Winter- zur Sommergarnitur: Unterhemd mit langen Ärmeln und daran Unterhose mit langen Beinen, alles in einem Stück, denn Herr Pospischil war auch im Sommer kälteempfindlich. Dieses seltsame Kleidungsstück hatte vorne einen Eingriff zum Pinkeln und hinten eine Schnellfeuerklappe, damit man es beim Kacken nicht komplett ausziehen musste. Wenn ich mich nicht irre, hat Wilhelm Busch so etwas mal gezeichnet und auch auf einer Abführmittelreklame habe ich es schon gesehen. Herr Pospischil trug das Ungetüm auch nachts, unter dem Nachthemd. Wie oft er es wechselte, entzieht sich meiner Kenntnis.

Frau Pospischil war unscheinbar und litt an Migräne. Nach ihren Erzählungen hatte sie in ihrem Leben keinen migränefreien Tag gehabt. Als Therapie wählte sie Beten und täglichen Kirchgang. Einmal im Jahr machte sie zusammen mit meiner Großmutter, die auch an Migräne litt, eine Wallfahrt zur stigmatisierten Theresia von Konnersreuth, die ihr gegen ein saftiges Honorar die Hand auflegte und »die Migräne abzog«. Doch keine Maßnahme führte zur Heilung. Wenn die beiden von der Wallfahrt heimkamen, waren sie noch wochenlang hingerissen davon, dass sie die Wundmale auf beiden Händen der Theresia beim Abziehen der Migräne aus nächster Nähe gesehen hatten. Zusätzlich hatte »Resl«, wie sie von ihren Verehrerinnen genannt wurde, blutende Wundmale am Kopf – von der Dornenkrone natürlich –, die jedoch stets von einem blutgetränkten Kopftuch verhüllt waren. Vereinzelte Blutungen an anderen Körperstellen führte sie auf die Geißelung Jesu zurück. Das Höchste aber war, dass sie sich seit etwa zwanzig Jahren nur noch von der täglichen Heiligen Kommunion ernährte. Sie aß und trank sonst überhaupt nichts. Nach den erhaltenen Fotos war sie allerdings keineswegs unterernährt und wies auch keine Zeichen eines Vitaminmangels auf. Genau untersuchen ließ sie sich zu Lebzeiten nicht. Was den Vatikan nicht hinderte, jüngst ein Seligsprechungsverfahren einzuleiten. Na ja, suum cuique. Frau Pospischil, meine Großmutter und Theresia von Konnersreuth wären wohl alle drei zusammen besser einem vernünftigen Psychiater zugeführt worden, aber dafür ist es jetzt zu spät.

In Wohnung Nummer neun lebte Peter Polzer, ein seltsamer Mensch, von allen nur Bopp genannt. Wer ihn kannte, wusste um seine Besonderheiten und trat ihm ganz normal und unverkrampft entgegen. Schlimm war es, wenn ihm jemand zum ersten Mal begegnete. Peter Polzer litt an Tics. Es waren keine einfachen motorischen Tics wie Augenblinzeln, Nasenrümpfen, an die Brille fassen oder mit dem Zeigefinger unter den Hemdkragen fahren, solche Typen kennt ja jeder – sie machen einen nervös, wenn man ihnen gegenübersitzt, egal ob in der Straßenbahn oder am Konferenztisch. Nein, Bopp litt an komplexen Tics, vokal und muskulär. Begonnen hatte das Ganze so um sein siebtes Lebensjahr, von einem Tag auf den anderen. Vorher war er ein völlig normales Kind gewesen. Bei etwa jedem vierten Schritt riss es ihn an allen Gliedmaßen, als habe er einen Elektroschock erhalten. Gleichzeitig musste er »Bopp« schreien, so laut, dass sich alle umdrehten, jedenfalls die, die ihn nicht kannten. Hatte er etwas in der Hand, so schleuderte er es weit von sich. Deshalb trug er Taschen und Sonstiges nur umgehängt. Wollte er den Tic unterdrücken, war die nächste Entladung umso stärker, der »Elektroschock« schlimmer. Die Eltern reisten mit dem Kind von einem Spezialisten zum anderen, nur um zu erfahren, der Bub »habe es an den Nerven« und machen könne man nichts. Schließlich schoben die Eltern die Schuld auf sich selbst und eine falsche Erziehung. Und auf den lieben Gott, der alles so gewollt hatte. Böse waren sie dem alten Herrn deshalb trotzdem nicht. Mit Peter fuhren sie auch nach Lourdes. Eigentlich widersinnig, denn wenn die Erkrankung ihrer Meinung nach Gottes Wille war, weshalb sollte er dann wieder alles rückgängig machen?

Peter konnte nicht mehr zur Schule gehen, die Mitschüler neckten ihn zu grausam. So blieb er zu Hause und half bei Gartenarbeiten. Obwohl er keine formale Ausbildung hatte, wurde er ein gefragter Gärtner. Er selbst merkte, dass bei konzentriertem Arbeiten die Tics nachließen oder vorübergehend ganz verschwanden. Trotzdem war es gefährlich, ihm zu nahe zu kommen, wenn er ein Beet umgrub. Kam wieder einmal ein Tic durch, schleuderte er den Spaten von sich und man war wirklich in Lebensgefahr. Nicht nur einmal kam der Spaten sogar über eine Gartenmauer geflogen.

In meinem Doktorbuch fand ich darüber nichts, überhaupt nichts. Ich wusste auch nicht, wonach ich suchen sollte. Den Ausdruck »Tic« verwendeten wir natürlich nicht, er war mir unbekannt. »Der Bopp hat Nervenzuckungen«, hieß es. In Wirklichkeit litt er unter dem Tourette-Syndrom. Es wurde schon 1885 von dem französischen Nervenarzt Gilles de la Tourette beschrieben, geriet aber dann wieder in Vergessenheit. Durch die Storys des Neurologen und Schriftstellers Oliver Sacks wurde die Krankheit in den 1990er-Jahren aus dem Keller der Wissenschaft geholt, erneut beschrieben und durch die literarische Form auch Nichtmedizinern nahegebracht.

Bopp sprach nicht über seine Krankheit. Er sprach überhaupt wenig, konnte sich aber erstaunlich gut verständigen. Obwohl beim Sprechen das »Bopp« mitten in jeden Satz haute. Einmal wollte er so gern mit der Eisenbahn auf den Semmering fahren, einen Ausflugsberg südlich von Wien – ohne Begleitperson. In der Straßenbahn ging es noch, aber in der großen Halle des Südbahnhofs hallten seine explosionsartig ausgestoßenen »Bopps« so laut, dass ein Menschenauflauf zustande kam, die Polizei einschritt und Bopp abführte. Sie hakten ihn unter und redeten nett mit ihm, wie eben mit einem unterbelichteten Deppen oder Kleinkind. Dabei war Peter Polzer keineswegs dumm. Für die Polizisten kamen in ihrem groben Raster nur »Alkohol« oder »übergeschnappt« in Betracht. Davon hing ab, wohin er kommen sollte. Mit Bopp ernsthaft zu reden, versuchten sie erst gar nicht. Während sie auf dem Kommissariat ihre Dienstmützen abnahmen, sich den Schweiß von der Stirn wischten, eine Zigarette anzündeten und auf die Erleuchtung hofften, tauchte Dr. Pühringer, der Rechtsanwalt aus unserem Haus, auf. Er konnte Bopp nach einem kurzen Dienstgespräch mit nach Hause nehmen. Der diabolische Dr. Pühringer hatte von der Sache Wind bekommen und sich frei genommen. Unbemerkt war er Bopp auf seinen Ausflug gefolgt und hatte ihn schließlich gerettet. Zu Hause und in seinem Umkreis, in dem ihn alle kannten, lebte Bopp beschützt, bewahrt und akzeptiert, wie unter einer Glasglocke. Man ging normal mit ihm um und so konnte er sich auch normal fühlen.

Eine erneute Eisenbahnfahrt hat er nie wieder versucht.

Wohnung Nummer zehn, im zweiten Stock, bewohnte das Ehepaar Urschitz. Beide waren schon älter. Frau Urschitz hatte fast waagerecht vorstehende obere Schneidezähne, die man auch sah, wenn sie den Mund zumachte. Ihr Gesichtsausdruck war unbeschreiblich. Mir fällt auch kein Tier ein, das ähnlich aussieht. In freier Natur gibt es ein solches Gebiss einfach nicht. Wahrscheinlich würde man so etwas auch heute mit den teuersten Zahnspangen nicht in den Griff kriegen, selbst bei frühestem Beginn der Behandlung. Frau Urschitz machte sich nichts daraus.

Ihr Mann war ein armer Teufel. Ihm waren beide Beine unterhalb der Knie amputiert worden, er konnte sich mit Prothesen und zwei Krücken nur sehr mühsam fortbewegen. Urschitzs wohnten im zweiten Stock und bis er oben war, dauerte es eine Ewigkeit. Alle paar Stufen machte er Pause und verschnaufte.

Herr Urschitz war ein netter Mensch, ich ging ihn gern besuchen. Er musste mir immer wieder die Geschichte erzählen, wie er seine Beine verloren hatte. Er war in russische Gefangenschaft geraten und wurde in ein Lager nach Sibirien verschleppt. Dort gelang es ihm abzuhauen. In einem monatelangen Marsch schaffte er es, nach Österreich zurückzukommen. Mit jeder Wiederholung der Geschichte wurden die Abenteuer doller (er durfte sich auf der Flucht ja nirgends sehen lassen, praktisch wie Dr. Kimble), die Märsche mühsamer und die Dauer länger. Der Clou der Geschichte war, dass er seine Stiefel über Monate, ja fast ein Jahr lang nicht ausziehen konnte. Seine Füße waren schließlich völlig gefühllos geworden. Als er entkräftet daheim ankam, zog man ihm die Stiefel aus. Mehrere Männer mussten ziehen. Die Stiefel kamen ab, aber Füße und Unterschenkel gleich mit. Sie blieben in den Stiefeln stecken, sie waren abgefault, einfach so. Ich war ergriffen. Ich musste die Geschichte immer wieder hören, konnte nicht genug kriegen und stellte sie mir nachts noch mal in allen Einzelheiten vor.

Herr Urschitz war herzkrank und schnaufte bei der geringsten Anstrengung. Eines Tages wurde er wieder einmal ins Krankenhaus eingeliefert. Die Sanitäter hatten ihn schon auf einer Bahre im Rettungswagen untergebracht, als ich unbedarft durch den Hausflur lief. Da! In der Ecke standen seine Prothesen, jetzt unverkleidet durch die Hosenbeine und als ob es zwei verselbstständigte Körperteile wären. Ich sah sie an, sie waren grob gemacht, oben ein mit einem alten Strumpf ausgekleideter Becher für den Stumpf. Es waren Eisenbänder mit Nieten daran befestigt, die angeschweißt an einem Stahlrohr endeten. Dieses wiederum steckte in einem hölzernen Fuß, beweglich daran befestigt. Im Kontrast zu der Konstruktion, die einer Maschine ähnelte, war der Schuh aus braunem Leder, mit englischer Schnürung und glänzend poliert. Ich strich darüber und plötzlich packte mich das Grauen. Mein Herz raste, ich rannte weg, so weit ich konnte. Schweißnass hockte ich mich hinter ein Gebüsch und dachte nach. Ein erdrückendes Schuldgefühl überkam mich. Ich war unerlaubt in die innersten Geheimnisse eines anderen Menschen eingedrungen, hatte seine Privatsphäre verletzt, ihn entblößt. Ich fühlte mich sündig, auch wenn ich das Gebot, das dafür zuständig war, trotz wiederholten Durchgehens aller mir bekannten Gebote nicht herausbekam.

Bei der nächsten Frühmesse ging ich zur Beichte. Wie üblich waren nur alte Weiber anwesend, auch vor dem Beichtstuhl. Ich kam dran. Mir schlug das Herz bis zum Hals. Im düsteren Beichtstuhl der übliche Mief von Staub, Mundgeruch und ungewaschenem Pfarrer. Ich nahm allen Mut zusammen.

»Ich habe die Prothesen von Herrn Urschitz gesehen.«

Nichts, gar nichts, keine Reaktion des Pfarrers, keine Fragen, worum es ging, kein »wann, wie, wie oft, allein oder zu zweit?«. Nur: »Ego te absolvo, ein Vaterunser und zwei ›Gegrüßet seist du, Maria‹ als Buße. Der Nächste bitte.«

Ich war entsetzt über so viel Desinteresse an meiner Schuld und meinen Problemen. Überdies hatte ich bemerkt, dass der Pfarrer etwas in sein Brevier gelegt hatte und darin las, während ich beichtete. Pornos waren damals noch nicht so verbreitet. Es war bestimmt ein Schundromanheft, *Tom Mix* oder *Tarzan* oder *Sigurd*, nach dem Format und dem schlechten Papier zu urteilen. Egal, ich riss mein Vaterunser und zwei »Gegrüßet seist du, Maria« in anderthalb Minuten ab und war wieder ohne Sünde. Die Sache war gegessen. Nur manchmal noch dachte ich darüber nach, weshalb die Kirche sich ihren Schäfchen und ihren – wenn auch nur eingebildeten – Problemen gegenüber so gleichgültig verhielt.

3

Ohne Betäubung

Lassen's mich vor, i kann net warten, i hab zu Haus a Praxis«, so stürmte »Doktor« Staudinger in jedes Geschäft. Damit erreichte er zweierlei: Erstens wurde er sofort bedient und zweitens wussten alle Wartenden, dass er Arzt war. In Wirklichkeit war er nur Dentist und das wurmte ihn sein ganzes Leben lang.

Staudinger sah nicht schlecht aus: mittelgroß, italienischer Typ, volles schwarzes Haar, Menjoubärtchen und ein strahlendes Lächeln. Irgendwie haben alle Zahnärzte hervorragende Gebisse, das scheint eine genetische Prädetermination zu sein. Staudingers Gebiss war ganz außerordentlich, Marke Calcium und Fluor, von reinstem Weiß, die Zähne völlig regelmäßig. Er hatte einen sehr großen Mund und wenn er lachte, erkannte man die Zahnreihen bis zum letzten Backenzahn.

»Keine Plombe, keine einzige Plombe«, sagte er dann, riss den Mund noch weiter auf und ich musste mir sein Gebiss aus nächster Nähe ansehen. »Keine Karies«, er zwang mich, noch näher zu kommen, unter die Fluchtdistanz, und zeigte mir sogar mit dem Spiegelchen die sonst verborgenen Stellen seines Gebisses. Unappetitlich. Ich hasste das!

Er machte das nur, um gut dazustehen. Ich fühlte mich gedemütigt. Ich hatte schlechte Zähne und war bei ihm Dauerpatient. Seit ich so alt war, dass ich eine Zahnbürste halten konnte, habe ich mir dreimal täglich die Zähne geputzt. Es hat überhaupt nichts genutzt. Meine Zähne scheinen aus einer Legierung von Emmentaler Käse und Gips entstanden zu sein. Schon als Kind hatte ich ständig Löcher und wenn ich fest zubiss, knackte es. Wieder war ein Stück Zahn abgebröselt – und ab zu »Doktor« Staudinger zur Reparatur. Mittlerweile ist es besser geworden, denn Staudinger hat mir alle überkront. Für seine taktlosen Gebissdemonstrationen aber könnte ich ihm noch heute eine scheuern.

Dentisten waren Zahntechniker mit der Erlaubnis, auch im Mund der Patienten tätig zu werden. Möglich war das durch eine Verordnung aus Vorkriegszeiten, die dazu diente, einen Zahnarztengpass zu vermeiden. Mittlerweile werden keine Dentisten mehr ausgebildet, die paar Übriggebliebenen sind im Aussterben begriffen – Zahnärzte gibt es genug. Ehrlich gesagt arbeiteten die Dentisten oft besser als Zahnärzte. Auch Staudinger war handwerklich außerordentlich geschickt. Nur litt er an seinem Nicht-Akademiker-Trauma. Wenn ihn jemand mit »Herr Doktor« ansprach, blühte er auf und man sah förmlich, wie er, eher klein von Statur, gleich um einiges größer wurde. Aus Höflichkeit sprachen ihn viele seiner Patienten mit »Doktor« an, obwohl sie wussten, dass er nur Dentist war. Doch das genügte ihm nicht. In seinem erweiterten Bekanntenkreis und unter Fremden, vorzugsweise im Urlaub, stellte er sich stets als Zahnarzt vor und genoss den Nimbus, der ihn fortan umgab.

Er warf mit fehlerhaften lateinischen und englischen Ausdrücken um sich und machte seine Halbbildung damit nur umso deutlicher, anstatt sie zu verbergen, wie er sich erhoffte. Bloß »mesial« und »okklusal« konnte er richtig anwenden, schon bei der »Ekstraktion« und beim »Inlett« scheiterte er. »Quasis« war sein Lieblingswort. »Der Zahn ist quasi gleichsam kaputt«, dozierte er und fühlte sich wie ein Intellektueller mit großem Latinum.

Nur zu Leuten, von denen er etwas wollte, war Staudinger scheißfreundlich – diese typische, unehrliche Art von Freundlichkeit eben. Allen anderen zeigte er sich als despotisch, grob und unzufrieden. Seine Frau, die ihm in der Praxis half, beschimpfte er vor den Patienten. Sie mischte ihm auf diesen kleinen geätzten Glastäfelchen das Amalgam oder eine andere Pampe zur Zahnfüllung an und er nörgelte stets, weil es ihm zu weich oder zu hart war. Frau Staudinger kam aus einem kleinen Dorf in Tschechien und hatte diesen starken Akzent, mit dem man sich in Witzen über die Böhmen lustig macht. Für Staudinger mit seinem Minderwertigkeitskomplex war dies ein Makel und seine Frau durfte deswegen in der Praxis den Mund nicht aufmachen und auch nicht ans Telefon gehen. Dies führte dazu, dass Staudinger öfter ans Telefon musste, während man mit aufgerissenem Mund im Behandlungsstuhl saß, nur Unverständliches lallen konnte und eine Kiefersperre bekam. Nur der weiterlaufende, aus dem Mundwinkel hängende Sauger verhinderte, dass einem die Spucke über das Kinn bis in den Hemdkragen lief. Manchmal saugte er sich am Zungenbändchen fest, das tat dann teuflisch weh.

Staudinger arbeitete weitgehend ohne örtliche Betäubung. »Sonst merke ich nicht, ob ich zu nah an den Nerv komme«, sagte er grinsend und dann jagten mir schmerzhafte Elektroschocks durchs Gehirn bis in die Haarspitzen, ja bis in die Zehen, während er den Zahn präparierte.

Nach einer Sitzung bei ihm war ich schweißnass und hatte meine Finger so in die Plastikarmlehnen des Behandlungsstuhls gekrallt, dass man jeden einzelnen meiner Fingerabdrücke darin noch minutenlang erkennen konnte. Meine Abneigung gegen Staudinger war zu einem konditionierten Reflex geworden. Seine Praxis lag im ersten Stock. Schon wenn ich das Haus betrat, spürte ich den leichten, aber typischen Zahnarztpraxisgeruch, anders als der Geruch einer normalen Arztpraxis. Ich bekam eine Gänsehaut und begann zu schwitzen. Das steigerte sich, je näher ich der Praxis kam, und kulminierte in einem ersten Höhepunkt im Wartezimmer. Zur Ablenkung lesen konnte ich nicht, dafür fühlte ich mich zu elend. Bis ich dann drankam, war mir schon alles egal. Wahrscheinlich fühlt sich ein zum Tode Verurteilter in den letzten Minuten seines Lebens ähnlich: Jeder Widerstand wird zwecklos.

Staudinger zog mir auch ohne Lokalanästhesie Zähne.

»Da ist eine Entzündung drin, da nützt die Spritze nichts.« Er drehte am Zahn, kippte ihn, wechselte die Zange, arbeitete mit aller Kraft, aber ohne jedes Mitleid. Das Blut lief. Staudinger war ein Sadist. Das ist die einzige und gültige Erklärung, die ich dafür habe.

Staudinger hatte auch einen Hund, eine bissige Töle namens Tschombe. Den hatte er von meiner Mutter, die braune Pudel züchtete. Sie gab ihren Hunden – weil sie braun waren – die Namen von Stammeshäuptlingen aus dem Biafrakrieg und den Kongorebellionen, die damals in aller Munde waren: Lumumba, Tschombe, Kasawubu, Mobutu und so weiter. Heute wäre das politisch nicht korrekt, aber zu der Zeit scherte sich keiner darum. Die Zuchtauswahl musste meine Mutter nach der Bissigkeit getroffen haben. Mit jeder Generation wurden die Viecher gefährlicher und bissen vor allem ihre eigenen Besitzer. Auch Staudinger wurde wiederholt gebissen. Einmal bekam er von einer tiefen Fleischwunde im Daumenballen eine Blutvergiftung und konnte sechs Wochen lang nicht arbeiten, keinen mit dem Bohrer quälen. Ich freute mich darüber. Und die Unfallversicherung leimte ihn: Da er in der Rubrik »Haustiere« den Hund nicht angegeben hatte, erhielt er keine Entschädigung. Staudinger schäumte und ich freute mich doppelt.

Die Pudel meiner Mutter hatten noch eine Eigenschaft, die wahrscheinlich eine Degenerationserscheinung war: Sie soffen alle nur aus dem Klo. Es war zwecklos, ihnen Wasser in einem anderen Behältnis anzubieten. Deshalb marschierte Staudingers Frau in regelmäßigen Abständen durch das Wartezimmer in die Toilette und zog ab, worauf der Hund gierig das frische Wasser schlabberte und alles vollspritzte. Abgestandenes Toilettenwasser soff er nicht.

Staudinger war ein vollkommener Chaot. Ich habe nie mehr im Leben so viele Stunden in einem Wartezimmer verbracht wie bei »Doktor« Staudinger. Aber meine Eltern zwangen mich, zu ihm in Behandlung zu gehen. Sie selbst saßen auch stundenlang und warteten, obwohl sie eigentlich keine Zeit hatten. Warum sie nicht revoltierten oder den Zahnarzt wechselten, ist mir bis heute ein Rätsel.

Erst viel später durchschaute ich Staudingers Organisationsprobleme, als ich ihm im Labor half. Ich durfte das, weil Staudinger wusste, dass ich Medizin studieren würde. Er wollte mir mit dem Einblick in die Zahntechnik die Zahnmedizin schmackhaft machen. Das machte er auch mit seinem Sohn, der mit mir ins Gymnasium ging. Der Sohn hieß Detlef, wie sein Vater. Das ist schon verräterisch. Nur ein Aufgeblasener, der sehr viel von sich hält, nennt seinen Sohn wie sich selbst.

Detlef junior sollte unbedingt die unerfüllten akademischen Träume seines Vaters realisieren und einmal als Zahnarzt die Praxis übernehmen. »Ich werde in Pension gehen, aber meinen Sohn natürlich weiterhin beraten.« Wäre etwas daraus geworden, hätte sich der Alte in seiner invasiven Art ständig eingemischt – es war dann ja eigentlich immer noch seine Praxis – und das Ganze hätte mit Mord und Totschlag geendet. Aber davon später mehr.

Im Labor machten wir Gebissmodelle, Wachsabgüsse, durften schon mal etwas polieren, was dann wirklich jemand im Mund behielt. Am liebsten mochte ich den Schleuderguss. Dabei wurde die Goldlegierung über einer kleinen Öffnung in der Gipsform erhitzt, bis sie flüssig wurde. Um das Eindringen in die Form zu gewährleisten, musste dann geschleudert werden. Nicht etwa in einer Zentrifuge, nein, Staudinger und wir machten das von Hand mit einem Holzgriff, an dem mit einem Gelenk ein Stab befestigt war, an dessen Ende das Tiegelchen mit dem flüssigen Gold eingehängt wurde. Dann musste man schleudern, was das Zeug hielt, um durch möglichst schnelle Umdrehungen das Gold mit Hilfe der Fliehkraft in die letzten Ritzen der Form zu pressen. Wahrscheinlich hat man schon in den Gießereien der Bronzezeit ähnlich gearbeitet. Da wir mit Eifer bei der Sache waren, wurde der Guss meist perfekt. Nur manchmal entglitt uns die Schleuder und flog, das glühende Metall versprühend, durch das Labor, das gleichzeitig Wohnzimmer, Küche und Schlafzimmer für Staudinger, seine Frau und ihren Sohn Detlef junior war. Die Schäden waren erheblich.

Staudingers hatten auch eine richtige Wohnung. Die war weit entfernt und aus Bequemlichkeit blieben sie stets in ihrem vollgestopften Praxis-Wohnungskonglomerat, das allmählich einer Asozialenunterkunft glich. Die »schöne« Wohnung blieb ungenutzt und ungeheizt, alles war mit Betttüchern verhängt und betreten durfte man sie nur in großen Filzpantoffeln, die über die Schuhe gezogen wurden. Außerdem herrschte dort strengstes Rauchverbot. Da war Staudinger unerbittlich, wenn er wieder mal eine Besichtigung für Bekannte machte, aus dem unstillbaren Drang, seinen Besitzstand zu demonstrieren.

Bei den Labortätigkeiten stellte ich fest, dass Staudinger immer gerade erst mit den Laborarbeiten für den nächsten Patienten begann, während dieser schon im Wartezimmer saß. Alles musste hopplahopp gehen und Staudinger war nervös. Für eine Krone ging ohne Weiteres eine Stunde drauf, in der Staudinger immer wieder seine Frau ins Wartezimmer schickte, um Kaffee auszuschenken und die Patienten zu beruhigen. Wurden die Wartezeiten gar zu lang, machte Staudinger aus dem Einsetzen einer Krone eine »Anprobe« und bestellte den Patienten noch einmal in die Praxis. Was er da im Mund gefummelt und dann einfach »Anprobe« genannt hatte, konnte ohnehin keiner kontrollieren. So war wieder eine halbe Stunde gewonnen, aber im Rückstand war er immer noch. Vorausplanen konnte dieser Mensch nicht. Sobald der letzte Patient draußen war, vergaß Staudinger die Praxis und widmete sich allem anderen als der Vorbereitung der nächsten Sprechstunde, bei der das Theater mit den langen Wartezeiten wieder von Neuem begann. Er war unverbesserlich und ich würde ihn am liebsten noch heute zahlen lassen für die Zeit, die ich durch ihn verloren habe.

Staudinger widmete jede freie Minute seinem Lieblings-projekt, einem Wochenendhaus in der hügeligen Landschaft der Voralpen. Er fühlte sich als Architekt und Baumeister und war dabei genauso chaotisch wie in seiner Praxis. Das Projekt hatte als Wochenendhaus begonnen, war aber inzwischen durch ständige Erweiterungen und Anbauten zu einer Riesenvilla geworden. Das alles erfolgte ohne Plan und völlig unsystematisch, spontanen Eingebungen folgend. Kein Raum war auf dem gleichen Niveau, überall gab es Stolperfallen. Die Türen waren oft so niedrig, dass man den Kopf einziehen musste. Da der nächste Raum tiefer lag, ging es nicht anders. Hätte Hundertwasser das Haus gebaut, wäre es wahrscheinlich in einer Architekturzeitschrift als Kunstwerk erschienen. So aber war es einfach nur Murks. Durch die vielen Dehnungsfugen infolge der verschachtelten Struktur drang überall Wasser ein, was Staudinger in den Wahnsinn trieb.

Jeder, der Staudinger besuchte, musste auch hier eine Führung über sich ergehen lassen. Eine Stunde im Auto bis zur Villa – mit Staudinger als Fahrer war das kein Vergnügen. Er raste, schimpfte über die anderen Autofahrer, die natürlich allesamt Vollidioten waren, und hing seinem Vordermann an der Stoßstange, immer auf dem Sprung zum Überholen – dann zwei Stunden Führung in Filzpantoffeln durch die »Villa« mit detaillierten Erklärungen, wie er was mit welchem Mörtel konstruiert hatte, dann wieder eine Stunde Rückfahrt. Danach war man erledigt. Ich wunderte mich, warum noch keiner gewagt hatte zu sagen, dass die Villa komplette Scheiße ist. Ich war noch zu klein dafür, aber zumindest dachte ich es mir.

Fertig wurde die Villa bis zu seinem Tode nicht.

Detlef junior begann das Studium der Zahnmedizin, was Detlef senior mit stolzgeschwellter Brust allen erzählte, auch denen, die es gar nicht hören wollten. Vor der Schilderung der Heldentaten seines Sohnes war keiner sicher. Als erste akademische Tat war Detlef junior in eine schlagende Verbindung eingetreten. Dort reüssierte er rasch, wahrscheinlich weil er zu den wohlhabenden Söhnchen zählte, die immer mal wieder einen ausgaben. Detlef stieg schnell auf vom Fuchs zum Fuchsmajor oder so, weiß der Geier, wie die Ränge heißen, das hat mich nie interessiert, ich war nie in einer Verbindung.

Detlef schlug ständig Mensuren und es dauerte nicht lange, bis er mit einem Schmiss herumrannte. Auf diesen Blödsinn war er gewaltig stolz. Er trug fortan stets gut sichtbar einen Mensurzipfel am Hosenbund. Das ist ein Schmuckanhänger, ein farbiges, mit Metall eingefasstes Band, das man mit dem Gegner einer Mensur tauscht. Obwohl es mich nur mäßig interessierte, erzählte mir Detlef alles über Mensuren. Man darf bei den Partien vor dem heransausenden Säbel des Gegners um keinen Zentimeter zurückweichen, das gilt als Feigheit, als große Schande und als Ausschlussgrund aus der Studentenverbindung. Die meisten wollen ja auch gar nicht zurückweichen, um endlich den ersehnten Schmiss verpasst zu bekommen. Die Schläge dürfen nur in Höhe des Kopfes geführt werden. Die Augen sind dabei durch eine Paukbrille geschützt, der Hals und die Schlagadern durch eine metallverstärkte Krause. Trotzdem kam es bei Mensuren immer wieder zu schweren Verletzungen, ja Todesfällen. Den Oberkörper schützt ein Kettenhemd und den Unterleib eine lederne Schürze. Dieser Schürze traute Detlef nicht. Er hatte panische Angst um sein Gemächt, mehr als um seinen Kopf. Es könnte ja ein Gegner straucheln und ihn entgegen aller Regeln mit dem Säbel in die Genitalien treffen, meinte er. Als zusätzliche Panzerung steckte sich Detlef deshalb einen großen Schlüsselbund in die Unterhose, genau vors Genitale. Egal ob Aberglaube oder Angst: Detlef focht keine Partie mehr ohne den Schlüsselbund in der Unterhose.

Bald gesellten sich zum Mensurzipfel mehrere Bierzipfel, die von seiner innigen Zuneigung zu Bier und Saufkumpanen zeugten. Dementsprechend veränderte sich seine Gestalt. Quallig aufgetrieben und fett, mit einem enormen Bierbauch keuchte er durch die Gegend. In der Universität habe ich ihn nie gesehen.

Wenn Staudinger von den Fortschritten seines Sohnes im Studium berichtete, wurde er euphorisch. Alle Professoren würden von Detlef junior schwärmen und ihn schon als Student mit ärztlichen Spezialaufgaben betrauen. Die Prüfungen schaffe er mit links.

Du alter Trottel solltest ihn lieber mal kontrollieren, dachte ich bei mir, anstatt ihm alle zwei Jahre ein neues Auto zu kaufen. Mit meinem Verdacht habe ich recht behalten: Nach zwölf Semestern war ich mit dem Studium fertig. Detlef junior studierte nach 16 Semestern immer noch. Bis zum großen Geständnis. Er war in der Hierarchie der Studentenverbindung ganz oben angelangt und hatte einen Schmiss über der linken Wange, aber an der Universität noch keine einzige Prüfung abgelegt. Detlef seniors selbstgebasteltes Weltbild krachte zusammen.

Er schloss die Praxis wegen Krankheit, legte sich für einige Wochen ins Bett und stand nur zum Pinkeln auf. Er sprach mit niemandem mehr, nicht einmal mit seiner Frau. In Behandlung ging er nicht, starrte nur die Decke an. Reaktive Depression, ganz klar, erkannte ich, obwohl ich als künftiger Chirurg für Psychiatrie naturgemäß wenig übrig hatte und an den ganzen Schmonzes vom alten Sigi Freud nicht glaubte.

Langsam berappelte sich Staudinger und begann wieder zu arbeiten. Aber ganz erholt hat er sich von dem Schlag nie. Als Erstes setzte er ein schwülstiges Testament auf, in dem er seinen Sohn enterbte, »komplett und vollständig«, und beschimpfte (was nicht in ein Testament gehört). Ich war anscheinend eine Vertrauensperson für ihn, denn er gab mir das Testament zu lesen, »um Rechtschreibfehler zu korrigieren«. Rechtschreibfehler fand ich jede Menge, aber er hätte das Testament besser einem Juristen gegeben. Enterben kann man seinen Sohn nur, wenn dieser gegen die Eltern tätlich wird oder Schwerverbrecher ist. So blieb Staudinger im Glauben, seinen Sohn mit Pauken und Trompeten enterbt zu haben.

Detlef junior hingegen war wie befreit. An die Universität verschwendete er keinen Gedanken mehr. Er suchte sich einen Job in einem Sanitätshaus und war damit glücklich. Staudinger senior zimmerte sich im Lauf der Jahre seine Version vom Versagen seines Sohnes zurecht. Schuld an allem wären die Professoren gewesen, die seinem Sohn übel gewollt, ihn sabotiert und abgesägt hätten. Nur mit diesem Selbstbetrug konnte er weiter existieren.

Mit Staudinger ging es immer weiter bergab. Diabetes, hoher Blutdruck und ein leichter Schlaganfall machten es ihm unmöglich weiterzuarbeiten. Seine Frau starb an Krebs und er wurde danach praktisch zum Pflegefall. Er konnte und wollte nichts mehr selbst regeln. Jetzt beging er erneut einen großen Fehler in seinem Leben: Er machte die (unwirksame) Enterbung seines Sohnes rückgängig, versöhnte sich mit Detlef junior und schenkte ihm zu Lebzeiten sein ganzes Vermögen. Er tat dies in der sicheren Annahme, dass sein Sohn ihn dafür betreuen würde.

Detlef junior jedoch hörte sofort auf zu arbeiten, so groß war das Vermögen, das sein Vater sich als Zahnklempner zusammengebohrt hatte. Er verkaufte alle Immobilien und zog nach Ibiza, wo er nichts mehr tat und immer fetter wurde. Um seinen Vater kümmerte er sich nicht.

Besonders viel Geld brachte ihm der Verkauf der Familiengruft ein, in der seine Mutter begraben war. Das war der Schlag, der »Doktor« Staudinger den Rest gab. Ich erfuhr von der ganzen Sache, als mir Staudinger senior einen weinerlichen Brief schrieb. »Lieber Dr. Martin Anibas, mein Sohn lässt mich nicht zu meiner Frau in die Gruft. Es ist der letzte Wunsch in meinem Leben. Kannst du etwas für mich tun?« Ich war also immer noch Vertrauensperson für ihn, aber was sollte ich tun? Ich war kein Jurist und wusste nicht einmal, wo ich Detlef junior erreichen konnte. Also schob ich meine Antwort auf die lange Bank. Bis ein Selbsterlediger draus wurde, als ich die Todesanzeige von »Doktor« Staudinger erhielt.

Er wurde in einem Armengrab beigesetzt.

Dass er bei mir ohne Lokalanästhesie gearbeitet hat, vergesse ich ihm nie. Hoffentlich erleidet er jetzt in einer höllischen Zahnarztpraxis das gleiche Schicksal, tagtäglich, ohne Ende und mit langen Wartezeiten.

4.

Von Leichen und Versuchskaninchen

Vor das Medizinstudium haben die Götter das Krankenpflege-
praktikum gesetzt. Sechs Wochen unbezahlte Fronarbeit! Für
mich bestand sie hauptsächlich im Reinigen von Urinflaschen.
Nicht gerade das Richtige für einen Achtzehnjährigen, der ein
Albert Schweitzer oder Professor Sauerbruch werden will. Aus-
gerüstet mit einem quietschenden, verbeulten Transportwagen,
der beim Fahren einen starken Rechtsdrall hatte, sammelte ich
auf allen Männerstationen des katholischen Sankt-Hildegardis-
Krankenhauses die Urinflaschen ein. Damit begab ich mich auf
die Kellertreppe nahe des Hintereingangs, wo schon ein Bottich
mit heißer Lauge sowie ein gewaltiger Stapel alter Tageszeitungen
vorbereitet waren. Eine streng blickende Nonne wies mich ein. Die
Zeitungen musste ich zerreißen und die Schnipsel in die stinkenden
Urinflaschen stecken, diese halb mit Lauge füllen und dann heftig
schütteln. Die Lauge mit dem gequollenen Papier leerte ich in einen
anderen Bottich. Zuletzt wurden die Urinflaschen gespült und mit
dem kaputten Transportwagen wieder auf die Stationen gebracht.
Das war in den ersten drei Wochen meine Haupttätigkeit.

Als ein weiterer Praktikant kam, stieg ich auf. Statt der Urinflaschen durfte ich nun männliche Patienten waschen und rasieren.
Man drückte mir dazu ein Rasiermesser in die Hand. So ein Gerät
hatte ich vorher noch nie angerührt und nur bei meinem Großvater
gesehen. Direkt beim ersten Patienten passierte es. Es war ein alter
Herr, der nach einem Schlaganfall fast bewusstlos war. Er hatte ein

seltsam geformtes Kinn mit einem tiefen Kinngrübchen und beidseits davon zwei prominente Kinnhöcker. Ich seifte ihn ein und begann zu rasieren. Zuerst das Kinn und – wutsch! – schon hatte ich den linken der beiden Kinnhöcker auf der Fläche des Rasiermessers, wie das Endstück einer Gurke. Mir schoss das Blut in den Kopf, während es beim Patienten aus dem Kinn lief. Ich massierte die Wunde an seinem Kinn kräftig mit Alaunstein und die Blutung kam tatsächlich zum Stillstand. Was tun in dieser beschissenen Situation? In Gedanken schrieb ich schon mein Medizinstudium ab, der Chefarzt würde mich bestimmt hinausschmeißen, wenn ich nicht gar wegen Körperverletzung angezeigt würde. Mit dem Mut des Verzweifelten legte ich das abgeschnittene Scheibchen genau an seine ursprüngliche Stelle – mit bloßen Fingern natürlich – und klebte ein Pflaster straff darüber. Der Stationsschwester erzählte ich was von einem kleinen Kratzer beim Rasieren. Als ich nach einer Woche das Pflaster entfernte, war das Scheibchen angewachsen, rosig und gut durchblutet! Meine erste Transplantation war gelungen.

Der Krankenpflegedienst hatte aber auch seine angenehmen Seiten. Eine dralle Polin mit dem schönen Vornamen Dana leitete die Abteilung für Unter- (und manchmal auch Ober-)Wassermassagen, die sich im Keller befand. Dana und ich freundeten uns trotz sprachlicher Schwierigkeiten rasch an und aßen mittags Currywurst mit Fritten aus dem Büdchen vor dem Krankenhaus, um nicht in die Kantine mit dem zerkochten Fraß gehen zu müssen. Wir schlossen die Bäderabteilung während der Pause von innen ab und nach der Currywurst badeten wir gemeinsam in der großen Wanne für die Unterwassermassage. Dabei schalteten wir die Düsen ein – man würde das heute wohl »Jacuzzi« nennen. Es war göttlich. Wie uns meine Mutter, der alte Spion, allerdings trotz der Milchglasscheiben sehen konnte, bleibt mir bis heute ein Rätsel. Sie machte mir eine Riesenszene, da sie sich den Einstand ihres Sohnes in der Medizin anders vorgestellt hatte.

Zum Schluss heulte sie. Aber das kannte ich schon. Es gehörte bei meiner schwer neurotischen Mutter zum Ritual. Auf das tägliche Bad mit Dana verzichtete ich weiterhin nicht, ja wir gingen sogar manchmal abends nach dem Kino nochmals baden. Im Dunkeln, damit uns in dem sehr katholischen Krankenhaus niemand bemerkte. Nachts kam keiner in den Keller. Außer wenn eine Leiche in die Kühlkammer gebracht wurde, aber dann hörte man rechtzeitig den Lastenaufzug. Die Leiterin der Massageabteilung hat mir über und vor allem unter Wasser vieles beigebracht. Sie war ja auch zehn Jahre älter als ich. Leider war die Zeit des Krankenpflegepraktikums bald zu Ende und das erste Semester begann.

Ein Medizinstudium wird gemeinhin als schwierig angesehen. Ich aber hatte keine Angst davor. Alle Ärzte, die ich kannte und mit denen meine Familie zu tun hatte, waren ziemliche Deppen und manuell ungeschickt dazu. Trotzdem hatten sie das Studium bestanden und jetzt große Praxen, teure Autos und eine Menge Moos. Was die können, kann ich auch, dachte ich bei mir, machte mir keine Sorgen und ging mit Volldampf in das Studium.

Man braucht dazu enormes Sitzfleisch, Geduld zum Auswendiglernen, eine Schachtel Captagon-Tabletten gegen die Müdigkeit immer griffbereit und genügend Chuzpe, um die Tricks des Metiers zu durchschauen. Dann kann eigentlich nichts mehr schiefgehen. Eine hohe Intelligenz schadet nicht, ist aber eher zweitrangig. Studentenverbindungen, Protestveranstaltungen und ähnlichen zeitvergeudenden Nonsens lässt man unbedingt bleiben. Sie könnten ein Semester kosten. Ich habe mir einmal ausgerechnet, mit Zins und Zinseszins, wie viel weniger ich bis 65 verdienen würde, wenn ich ein Jahr später fertig würde. Danach war die Sache klar und jeder Tag wertvoll.

Multiple-Choice gab es damals nicht, die Professoren prüften noch selbst und persönlich. Das war ein Geschenk Gottes, nur erkannten es die meisten nicht. Ich setzte mich in den Vorlesungen prinzipiell in die erste Reihe, um schon einmal Gesichtsmassage zu betreiben und mir bei den Professoren einen Wiedererkennungswert zu verschaffen. Bei Multiple-Choice erkennt einen kein Schwein wieder und niemand sagt: »Ich bin ganz sicher, dass Sie das wissen, Sie waren doch immer in meiner Vorlesung.«

Die Prüfungen erfolgten stets in Vierergruppen. Schon die Zusammenstellung der Gruppe erforderte höchstes Fingerspitzengefühl. Drei sehr gute und ein schwacher Kandidat waren ideal. Der Schwache war dankbar, weil ihn die drei anderen mitzogen und ihm bei der Vorbereitung den Stoff einpaukten. In der Prüfung diente der Schwache als Negativkontrast, um die Guten noch besser dastehen zu lassen und deren Notenschnitt zu heben. Symbiose zum Vorteil aller nennt sich das in der Biologie. Eine Frau in der Gruppe machte sich gut, auch wenn einige Professoren ganz offen meinten, Frauen gehörten an den Herd und würden in der Medizin nur Unheil anrichten.

Zu guter Letzt musste ein jeder in unserer Gruppe besondere Beziehungen zu möglichst vielen Prüfern aufbauen. Barbara, die Studentin und Frau in unserer Gruppe, ging täglich Gassi mit dem Pudel des gefürchteten Pathologen. Dieser Vorteil war unschätzbar, denn Niessen, der Pathologe, liebte es, Prüflinge gleich zu Beginn einer Prüfung mit schneidender Stimme und unmöglichen Fragen völlig fertigzumachen. Wir kalkulierten messerscharf, dass er dies bei unserer Gruppe wegen der Verdienste um seinen Hund (ein unausstehlicher, nervöser kleiner Köter) nicht machen würde. Mit der Vermutung lagen wir richtig, die Sache wäre aber beinahe in die Hose gegangen.

Während eines Urlaubs vertraute Niessen der Studentin den Hund für ganze drei Wochen an. Wir halfen Barbara natürlich bei der Köterbetreuung – einer für alle, alle für einen, Ehrensache! Das ging prima, bis das Vieh plötzlich Durchfall bekam. In Null Komma nichts war Barbaras Studentenbude vollgeschissen. In seiner Not raste der Hund durch das Zimmer und verteilte seine wässrig-schleimigen Exkremente überall. Was tun? Als angehende

Mediziner wussten wir, was Abhilfe versprach. Ein starkes Medikament gegen Durchfall musste her und bei einem Apotheker, der uns als Medizinstudenten kannte, bekamen wir alles ohne Rezept. Der Hund erhielt eine starke Dosis ins Maul gestopft, dieses wurde eisern zugehalten, bis er geschluckt hatte. Dass er uns bei seinen Fluchtversuchen die Beine vollschiss, wurde in Kauf genommen. Wir kamen vom Regen in die Traufe. Der Hund schiss weiter, jetzt aber reines Blut. Es nützte nichts, wir mussten zum Tierarzt. Der legte das ausgetrocknete Tier an die Infusion, spritzte etwas und auf wunderbare Weise hörten die Durchfälle auf – zwei Tage vor der Rückkehr des Pathologen. Der bemerkte natürlich, dass das Tier abgemagert war. Wir erklärten, der Pudel habe aus Trauer um seinen Herrn fast nichts gefressen, was Niessen zu Tränen rührte. Als er erfuhr, dass wir uns alle vier um sein Vieh gekümmert hatten, drückte er jedem von uns zwanzig Mark in die Hand. Erst viel später kam ich darauf, dass die Substanz, die wir dem Hund verabreicht hatten, beim Menschen hilft, aber beim Hund tödliche Blutungen hervorruft. Schwein gehabt! Und übrigens: Die Prüfung beim Pathologen lief später hervorragend.

Ich war in unserer Gruppe zuständig für die Kontakte zum Anatomen und zum Pharmakologen. Wegen ständigen Geldmangels war ich darauf angewiesen, etwas dazuzuverdienen. Wer einfallslos ist und die Szene nicht durchschaut, geht kellnern oder schlägt sich sonst wo die Nächte um die Ohren. Ich aber zapfte die medizinische Universität an. Es gibt dort unglaubliche Verdienstmöglichkeiten und zahllose Hilfsassistentenstellen für Studenten, bei denen man wenig tun muss, aber viel lernen kann ... und weitere Professoren kennenlernt!

Eine ständige Verdienstquelle für mich war das pharmakologische Institut. Dort herrschte immer Mangel an freiwilligen Versuchspersonen zur Medikamentenerprobung. Ich weiß nicht mehr, für wie viele Medikamente ich mich als Versuchskaninchen zur Verfügung stellte und dafür ordentlich Geld kassierte. Die

Situation war einfach ideal: Ich ging morgens hin und erhielt einige Pillen und ein Glas Wasser. Formularkram gab es kaum, man musste nichts unterschreiben und eine Probandenversicherung gab es auch nicht. Nachdem ich sie geschluckt hatte, manchmal wurde auch was gespritzt, ging ich ganz normal zu den Vorlesungen. In den Pausen ließ ich mir je nach Prüfplan im Pharmakologischen Institut Blut abzapfen und machte dann weiter. Besser ging es nicht, Studium und Arbeit räumlich und zeitlich vereinigt – der Stein der Weisen!

Besonders beliebt war ich für die Erprobung neuer Magenmedikamente. Ich kann mir, ohne zu würgen, selbst einen Magenschlauch schieben. Ein Magenschlauch war damals die einzige Methode, um herauszufinden, ob ein Medikament die Magensäure bremste oder nicht. Ich schluckte also wie gewöhnlich das Testmedikament und schob mir den Magenschlauch. Der kam aus meinem Magen, hing aus meinem rechten Mundwinkel, wo er mit einem Pflaster befestigt war, und führte zu einem Plastikbeutel, der an meinem Gürtel hing. So sammelte ich tagsüber während der Vorlesungen meinen gelblichen Magensaft, den ich abends abgab. Für meine Kommilitonen waren ich und der Magenschlauch ein gewohntes Bild. Von Krankenhausbesuchern erheischte ich verstohlene, mitleidvolle Blicke wegen meiner vermeintlich schweren Erkrankung, vor allem, wenn ich zusätzlich an einer Infusion hing und diese vor mir her über das Gelände schob. Alle Medikamententests habe ich gut überstanden, wahrscheinlich weil mir niemand etwas über die möglichen Nebenwirkungen erzählte. Man sollte diese auch auf den Beipackzetteln für Medikamente strikt verheimlichen!

Ein besonderes Faible hatte ich für die Anatomie und damit wieder eine Quelle zur Finanzierung des Studiums. Die Anatomie und das Präparieren an Leichen sind enorm wichtig. Wie soll ein Arzt denn sonst Gewebegefühl für Injektionen und Operationen bekommen? Oder wollen Sie einen Doktor, der zehnmal sticht, ehe er Ihre Vene findet? Gut, es gibt heute computeranimierte Programme, die das schön zeigen, ist aber alles nur Notbehelf und Mist. Es geht nichts über die Arbeit an einer echten Leiche. Den Computer akzeptiere ich höchstens für den Physiologieversuch, bei dem einem Frosch der Hirnschädel mit einer starken Schere weggeschnitten wird. Da kann man auch auf dem Bildschirm demonstrieren, dass er aufgrund der Rückenmarksreflexe noch weiterhüpft, als ob nichts geschehen sei. Das Ganze ist ohnehin mehr eine Mutprobe als Didaktik, wenn dreißig Studenten im Praktikum dreißig Fröschen den Hirnschädel wegschneiden. Die, die das nicht schafften, wurden als Weicheier verlacht.

Aber zurück zu den Leichen: Die meisten Nichtmediziner haben keine Ahnung, wie es im anatomischen Präpariersaal zugeht. Die gängige Meinung ist: aufschneiden, nachschauen und wieder zunähen. Völlig daneben! Das wird in der Pathologie gemacht, um die Todesursache (vielleicht) festzustellen. Der Leichnam wird dabei vom Kinn bis zum Schambein aufgeschlitzt, die inneren Organe werden entnommen und auf krankhafte Veränderungen inspiziert. Für die mikroskopische Untersuchung werden zahlreiche Gewebefitzel herausgeschnitten. Dann wird der Schädel geöffnet. Das macht der Sektionsgehilfe, indem er die Kopfhaut hinten einschneidet und den Skalp wie eine Maske über das Gesicht zieht. Dann wird das Schädeldach mit einer oszillierenden Säge abgesägt und das Gehirn liegt vor einem, jetzt nutzloser als ein Wackelpudding. Nachdem das Gehirn entnommen ist, kommt Zellstoff rein, das Schädeldach wird aufgesetzt und die Kopfhaut wieder darüber gezogen. So sieht man dem Leichnam von vorne gar nichts an, falls ihn die Angehörigen noch mal sehen wollen. Dann kommt Zellstoff in den Brust- und Bauchraum und das Ganze wird mit einer fortlaufenden Sacknaht zugenäht. Fertig.

Völlig anders in der Anatomie! Um alle Strukturen des menschlichen Körpers zu kennen, wird ein Jahr lang eine Schicht nach der anderen freigelegt, dargestellt und abgetragen, bis nur noch die Knochen übrig sind. Jeweils acht Studenten teilen sich eine Leiche. An den beißenden Formalingeruch – durch die Leichenkonservierung – gewöhnt man sich bald und nach kurzer Zeit kann man während des Präparierens auch sein Butterbrot essen, obwohl das natürlich wegen der Totenwürde offiziell verboten ist, man muss das auch vor dem Kurs unterschreiben. Aber angehende Ärzte sind meist keine Angehörigen der Firma Pietät und Takt.

Das Präparieren geht von außen nach innen. Zuerst wird die Haut über genau definierten Bereichen entfernt. Nicht etwa abgezogen, sondern mit Skalpell und Pinzette sorgfältig Stück für Stück abgehoben, sodass das Unterhautfettgewebe am Körper bleibt. Dann folgt das Fettgewebe. Die Muskeln nehmen langsam Gestalt an, die ersten oberflächlichen Nerven und Blutgefäße tauchen auf und dann die ersten Wutanfälle des Anatomieprofessors, wenn die Ungeschickten und Zittrigen einen Nerv oder ein Blutgefäß durchgeschnitten haben. Dann schlug meine Stunde, aber davon später.

Das Präparieren geht weiter in die Tiefe, alle Muskeln werden nach und nach freigelegt und schließlich entfernt, um tiefer vorzudringen. Bauchraum und Brustkorb werden geöffnet und die inneren Organe präpariert, hier wird es richtig interessant. Das alles wird begleitet von der gefürchteten wöchentlichen »Abgabe«, bei der man das, was man präpariert hatte, erklären und dem Professor demonstrieren musste.

Die Schnipsel und Stücke Gewebe, die im Laufe eines Jahres anfallen, werden gewissenhaft in einem Plastikeimer gesammelt und am Ende des Präparierkurses zusammen mit den übriggebliebenen Knochen eingesargt und ordentlich mit Pfarrer und ein paar Institutsangehörigen als Trauergemeinde beerdigt. Ordnung muss sein, auch wenn das beim Jüngsten Gericht ein ziemliches Puzzlespiel geben wird.

Die Überwachung und Anleitung der Studenten im Präparierkurs ist für Professoren und Dozenten ein langweiliges Geschäft. In dieser Zeit könnten sie sich ihren Forschungen widmen, Publikationen schreiben und ihre Karriere antreiben. Um das Problem zu lösen, wurden die zwei Hilfsassistentenstellen am Anatomischen Institut an Vorpräparanten vergeben. Manuell geschickte und in der Anatomie versierte Studenten konnten sich um diese Stellen bewerben. Als Bezahlung ein halbes Assistentengehalt! Wahnsinn! Geld im Überfluss! Ich war von Anfang an scharf auf den Posten und bekam ihn auch. Vormittags in die Vorlesungen und nachmittags Herrscher des Präpariersaals, was gibt es Besseres? Nachdem sie sich überzeugt hatten, dass die Sache mit mir gut lief, tauchten die Professoren nur noch zu den Prüfungen auf. Wenn alles ruhig vonstatten ging, war ich wenig gefordert und konnte für mein Studium lernen.

Durch meine manuellen Fähigkeiten, auch die vermurkstesten Präparate wieder herzurichten, wurde ich für die Studenten eine Art Guru. Mit Uhu, Zwirn, Plastilin sowie Blutgefäßen, Nerven und Sehnen von anderen Leichen rekonstruierte ich alles wieder, was stümperhaft durchgeschnitten oder zu viel entfernt worden war, und übte dabei schon feinste chirurgische Nähte mit der Lupenbrille. Für mich war das keine Arbeit, eher eine sportliche Übung für meine Berufung zum Chirurgen. Ohne meine kosmetisch-rekonstruktiven Eingriffe hätte so mancher Student unweigerlich ein »Ungenügend« in der Abgabe erhalten.

Es war eine wunderbare Zeit für mich. Ich perfektionierte meine Fähigkeiten in Anatomie und konnte nebenbei präparieren, was ich wollte – Säuglinge und Missbildungen, an die kein Normalsterblicher gelangte. Mit den Studenten kam ich gut zurecht und trickste und reparierte für sie, was das Zeug hielt. Natürlich waren auch unangenehme Zeitgenossen darunter, die mich ärgerten. Ich rächte mich auf meine Weise und ließ sie auflaufen. Ein äußerst unangenehmer Kerl präparierte die männlichen Genitalien. In der Nacht vor seiner Abgabe entnahm ich bei seiner Leiche die Hoden und ersetzte sie durch zwei Tischtennisbälle. Als am nächsten Tag der Student dem Professor sein Opus präsentieren musste und die Haut des Hodensackes aufschlug, kamen die Pingpongbälle ans Tageslicht. Der Student bekam eine knallrote Birne und der Professor einen Anfall, von wegen Totenruhe, weshalb man keine solchen Streiche spielt und so weiter. Der Student bekam seine Fünf, auf mich fiel kein Verdacht.

Eine besondere Attraktion waren der Muskelmann und der Schwertschlucker, die am Ende eines jeden Semesters in der Anatomievorlesung auftraten. Die Lehrmittel waren im Vergleich zu heute sehr dürftig, außer teuren Büchern gab es nichts. Heute kann man computeranimiert jeden Muskel, jedes Organ in Funktion und Aktivität darstellen, deutlicher als in der Wirklichkeit. Damals musste dafür der Muskelmann, ein dem Professor persönlich bekannter älterer Herr, herhalten. Er war hager, ja dürr, ohne das geringste bisschen Fett unter der Haut, aber sehr muskulös, wofür er täglich trainierte. Er war einer der ersten Bodybuilder. Die Muskeln seines Körpers zeichneten sich überdeutlich durch die Haut ab. Das Besondere aber war, dass er jeden Muskel auf Kommando anspannen und hervortreten lassen konnte. Der Professor gab auf Latein den jeweiligen Muskel an und der völlig nackte Muskelmann ließ ihn hervorquellen. Bizeps und Trizeps waren ja noch einfach. Nach jeder Demonstration applaudierte das Publikum (Ich sage absichtlich nicht »die Medizinstudenten«, denn die Veranstaltung sprach sich unter der Hand herum und zog Hörer der unterschiedlichsten Fakultäten an). Weiter ging es mit Gluteus, Gastrocnemius und Corrugator supercilii, bis fast alle Muskeln der Körperoberfläche durch waren. So veranschaulicht prägte sich uns die Anatomie wie von selbst ein.

Dann kam der zweite Teil der Darbietung. Der Muskelmann simulierte Lähmungen. Er machte das perfekt. Eine Fallhand oder ein Schlaganfall waren für ihn kein Problem. Bei der Lähmung der kleinen Glutäen watschelte er wie eine Ente und auf Befehl schielte er. Nach innen und sogar nach außen. Ein donnernder Applaus und ein Pfeifkonzert waren ihm am Ende der Vorstellung sicher. Ohne Zugabe kam er kein einziges Mal davon.

Anschließend begab sich der gesamte Tross in die Röntgenabteilung zum Auftritt des Schwertschluckers. Die Rollos wurden heruntergelassen, der Raum hüllte sich in geheimnisvolles Dunkel. Am Röntgengerät ging ein kleines Licht an. Der Schwertschlucker trank ein wenig Kontrastmittel und stellte sich hinter den Bildschirm, die Durchleuchtung wurde eingeschaltet. Man konnte seine Speiseröhre und den Magen sehr gut erkennen. Ein Säbel wurde ihm gereicht und er steckte ihn sich in den Rachen. Langsam, ganz langsam schob er ihn tiefer und tiefer, bis er im Magen angelangt war. Dann trat er vor das Röntgengerät. Das Licht ging an. Der Griff des Säbels ragte aus dem Mund und der Kopf war extrem nach hinten geneigt. Donnernder Applaus setzte ein. Der arme Schwertschlucker mit dem Säbel im Schlund konnte sich natürlich nicht verbeugen. Langsam zog er den Säbel wieder heraus. Nun folgte der medizinische Aspekt der Vorstellung, die ja nicht nur einer zirzensischen Gaudi dienen sollte. Der Professor demonstrierte ein Gastroskop, einen Magenspiegel. Zur damaligen Zeit war das ein starres, etwa dreiviertelzölliges Metallrohr, einen halben Meter lang. Es glich einem Wasserleitungsrohr. So etwas zu schlucken, konnte sich kein Mensch vorstellen. Und doch ging es. Der Schwertschlucker trat wieder hinter den Röntgenschirm und nach einem erneuten Schluck Kontrastbrei drückte er den Kopf, so stark es ging, nach hinten und führte sich den Magenspiegel sanft ein. Einige Studenten in der ersten Reihe durften sogar durch das Gastroskop in seinen Magen gucken, bevor er das Gerät wieder behutsam herauszog. Nach dem Schlussapplaus forderte er Freiwillige auf, es ihm nachzumachen. Natürlich meldete sich niemand.

Eine Magenspiegelung war damals eine Tortur, oft aber die einzige Möglichkeit, zu einer genauen Diagnose zu kommen. Heute, mit den flexiblen Gastroskopen, nur einige Millimeter stark, hat die Magenspiegelung ihren Schrecken verloren. Um den Würgereflex auszuschalten, genügt ein wenig Betäubungsspray in den Rachen und das Gastroskop gleitet ganz leicht um alle Biegungen herum wie von selbst in den Magen.

Ein weiterer Aspekt wurde früher ziemlich vernachlässigt: der Strahlenschutz. Der Schwertschlucker tourte von einer Universität zur anderen und demonstrierte immer wieder unter Röntgendurchleuchtung seine Fähigkeiten. Ich möchte nicht wissen, welche Strahlendosis er im Laufe seines Lebens abbekam. Die Gefährlichkeit der Röntgenstrahlen war bekannt, trotzdem war man ausgesprochen sorglos. Ich erinnere mich noch genau an die Nachkriegszeit: Jedes bessere Schuhgeschäft hatte damals ein Durchleuchtungsgerät für die Füße. Man konnte sehr schön sehen, wie die Zehen durch die Schuhe deformiert wurden. Wenn Kinder neue Schuhe anprobierten, ging es vor dem endgültigen Kauf stets zur Durchleuchtung, »ob sie auch passten«. Jedes Mal wenn meine Mutter für sich selbst Schuhe aussuchte – und das konnte wegen ihrer Hühneraugen und Überbeine lange dauern – und die Verkäuferin mich nicht beobachtete, durchleuchtete ich in der Zwischenzeit immer wieder minutenlang meine Füße. Ich war fasziniert davon, wie sich die Zehen im Röntgenbild bewegten. Das Schild »Nur kurz einschalten« ignorierte ich. Es ist gut gegangen. Meine Füße tragen mich immer noch.

Vier Semester dauerte die schöne Zeit, dann ließ der Stundenplan keine Nachmittagsarbeit mehr zu. Ich hatte so nebenbei auch eine Menge Professoren anderer Fächer kennengelernt, was für die kommenden Prüfungen nicht schadete. Geld brauchte ich natürlich weiterhin, doch dafür hatte ich schon einen Plan …

Wer ein richtiger Doktor sein will und nicht nur Arzt, der muss eine Doktorarbeit schreiben. Mit einer Doktorarbeit soll der angehende Mediziner beweisen, dass er mit wissenschaftlicher Methodik und Akribie ein Thema beackern kann. Medizinische Doktorarbeiten stehen nicht gerade im Ruf, Glanzlichter der Wissenschaft zu sein. Aber man muss dafür ja auch keinen Nobelpreis bekommen. Wenn es schnell gehen soll, wählt man sich eine statistische Arbeit, etwa *Die Unterschenkelfrakturen in der Klinik xy 1970 – 1980*. Das ist zum Gähnen langweilig, aber es kann auch nichts schiefgehen, man wird Doktor mit der Note »Drei«. Auch exotische Idiotenthemen gibt es, etwa *Über das Problem eingewachsener Fußnägel bei ehemaligen Balletttänzern und -tänzerinnen*. Ein Freund von mir holte sich eine Doktorarbeit in der vergleichenden Anatomie mit dem Thema: *Können Schimpansen Brusttrommeln?* Er saß drei Monate lang jeden Tag vor dem Schimpansenkäfig im Wuppertaler Zoo, ohne dass ein Schimpanse auch nur einmal brustgetrommelt hätte. Wahrscheinlich haben sie wie die Verrückten brustgetrommelt, am ersten Tag, an dem er weg war, vor Freude, dass sie nicht mehr beobachtet wurden. Abgesehen von dem persönlichen Misserfolg, die medizinische Wissenschaft hätte von dem Ergebnis der Doktorarbeit eh nur wenig profitiert. Wirklich anspruchsvoll sind experimentelle Doktorarbeiten mit einem Versuchsaufbau, den man meist selbst austüfteln muss – diese dauern aber wesentlich länger.

Wer clever ist, wartet mit seiner Doktorarbeit nicht bis nach dem Staatsexamen. Dann hat man vor lauter Arbeit und Nachtdiensten nämlich keine Zeit mehr dafür. Ich habe schon zwei Jahre vor dem Staatsexamen mit der Suche nach einem Thema für meine Doktorarbeit begonnen. Dazu kontrollierte ich das schwarze Brett mit den Universitätsaushängen. Unter Hunderten, teils übereinanderhängenden Zetteln fand sich am äußersten Rand eine Notiz, die dort schon länger hängen musste, jedenfalls sah sie danach aus: »Studentische Hilfskraft im Institut für Pathophysiologie gesucht.« Mir kam das gelegen. Nichts wie hin, um einen Termin beim Chef des Instituts zu vereinbaren.

»Aber bleiben Sie doch hier, der Chef hat immer Zeit«, sagte die freundliche Sekretärin. Das ist typisch für die Fächer, die nicht direkt mit Kranken zu tun haben, sondern wie die Pathophysiologie, mit Versuchstieren und Laborapparaten. Es geht gemächlich zu. Nach zehn Minuten beim Professor hatte ich mein Doktorarbeitsthema und die Stelle als Hilfskraft für zwei Jahre. Tun musste ich dafür nichts, ich hatte praktisch eine bezahlte Doktorandenstelle gefunden. Das war typisch für das kameralistische Finanzsystem an der Uni. Etatposten, die man nicht ausnutzte, wurden im nächsten Jahr gestrichen. Gegen Ende des Jahres wurde immer auf Teufel komm raus eingekauft, auch wenn das Zeug nicht gebraucht wurde – um nur ja keine Etatkürzung zu bekommen! Genauso verhielt es sich mit den Stellen. Bloß keine unbesetzt lassen, sonst war sie für immer weg.

Schon nach kurzer Zeit erhielt ich den Schlüssel zum Institut und konnte nachts an meiner Dissertation über elektronenmikroskopische Veränderungen bei Arteriosklerose an Gefäßaufzweigungen arbeiten und tagsüber studieren. Die Nachtarbeit war wunderbar, keiner störte einen, keine Straßenbahn rumpelte vorbei und führte durch die Erschütterungen zu unscharfen elektronenmikroskopischen Bildern. Es ging zügig voran. Für mein Geld brauchte ich neben der Doktorarbeit nicht zu arbeiten, lediglich einmal musste ich den Porsche der Frau des Chefs putzen.

Die Doktorarbeit ging gut voran und parallel näherte sich das Staatsexamen. Unsere Prüfungsgruppe traf sich nun regelmäßig. Zu Anfang bei Robert, dem Schwächsten, den wir mitzogen. Seine Bude lag zentral und für alle gut erreichbar. Auf Dauer störte uns aber der schreckliche Gestank bei Robert. Es war ein penetranter Geruch, als ob er unter seinem Bett Kaninchen züchten würde. Wir schauten regelmäßig unter sein Bett, aber dort fand sich kein Kaninchenstall.

Robert hatte noch eine nervende Eigenschaft: Zu Hause ging er immer barfuß und wenn wir gemeinsam lernten, schlug er die Beine übereinander und begann, sich zwischen den Zehen zu reiben, bis er schwärzliche kleine Gebilde geformt hatte, die er in die Gegend schnippte. Er bezeichnete das als seine Trockenwäsche.

Selbst für abgebrühte Mediziner war das zu viel und wir verlegten unsere Vorbereitung in die Mensa. Zwischen den Essenszeiten war es dort ruhig. Zum Essen gingen wir nie dorthin, denn was da als Essen bezeichnet wurde, war ungenießbar.

In Null Komma nichts war das Staatsexamen herangerückt. Unsere präzisen Vorbereitungen hatten sich gelohnt, die meisten Professoren kannten uns. Wir drei bestanden mit Eins, der Vierte im Bunde, Robert, mit einer Drei, worüber er überglücklich war. Jetzt konnte er die Landpraxis seines Vaters übernehmen. Wahrscheinlich ist sein Wissensstand noch heute der vom Staatsexamen vor vierzig Jahren. Aber für eine Landpraxis reicht das dicke.

5.

Forschung, Liebe und Spaghetti

Ich habe fertig«, sagte Professor Lorenzo Mazzarella, schon lange bevor Trapattoni bekannt war. Das kommt vom Italienischen, in dem die Konstruktion aus »fertig« und dem Hilfsverb »sein« bedeuten würde: Ich bin erledigt. Deshalb sagen eben alle Italiener »Ich habe fertig«, wenn sie mit einer Arbeit fertig sind.

Professor Mazzarella war Italiener, er kam aus Campanien, dem Süden des Stiefels. Jetzt war er stellvertretender Direktor des Institutes für Pathophysiologie der Medizinischen Fakultät. Er war aus Italien weggegangen, da man dort eine gute Stelle nur durch Beziehungen oder Bestechung, am einfachsten durch beides zusammen, bekommen konnte. Dass er die Stelle in Deutschland erhalten hatte, ohne einem Universitätsbeamten die »mazzetta«, das Bestechungsgeld, rüberschieben zu müssen, verstand er immer noch nicht.

Das Institut für Pathophysiologie war ein Hort der Ruhe, wie alle Institute, in denen man nichts mit Patienten, sondern mit Labortieren und Apparaturen zu tun hat. Selbst in der Pathologie, wo sie schon tot sind, sorgen die Patienten noch für Hektik. In der Pathophysiologie begann der Tag stets nach dem gleichen Ritual: Zuerst wurde Kaffee aufgesetzt und während er brühte, beziehungsweise bei Mazzarella in der altmodischen Mokkamaschine auf dem Bunsenbrenner des Labors dampfte, wurden die Pflanzen gegossen. Sie wuchsen in alten Konservendosen auf der Fensterbank. Während die Chirurgen schon ihre erste Operation hinter sich hatten, wurde in der Pathophysiologie erst einmal gefrühstückt.

Wie ich bereits erwähnte, war ich damals im Institut für Pathophysiologie, da ich dort meine Doktorarbeit schrieb, Professor Mazzarella war mein Doktorvater. Er war eine elegante Erscheinung, stets korrekt gekleidet, mit Hemd und Krawatte und Kaschmirpullover mit V-Ausschnitt – alles von erstklassiger Qualität. Die randlose Brille spiegelblank, Frisur und Haarschnitt immer wie frisch vom Friseur. Mit seinen markanten Gesichtszügen hätte Mazzarella glatt als gewiefter Rechtsanwalt für Mafiabosse durchgehen können. Wie ich übrigens später erfuhr, waren die Mazzarellas tatsächlich eine bedeutende Familie der kalabrischen 'Ndrangheta. Mein Mazzarella schien aber nichts mit ihnen zu tun zu haben.

Meinen ersten Termin bei Mazzarella hatte ich, um mir die Fragestellung und die Methodik meiner Doktorarbeit erklären zu lassen. Ich war aufgeregt, hatte Bleistift und Schreibblock parat und ein Gefühl wie in meiner allerersten Schulstunde. Mazzarella ging es ganz locker an, erzählte mir in seinem gebrochenen Deutsch von Italien und seiner Heimat, um dann sofort auf ein Thema zu kommen, das ihm am Herzen lag: »malocchio«, der böse Blick. Es wäre das Wichtigste im Leben, die Menschen mit dem bösen Blick zu erkennen. Er könne sich nur wundern, wie wenig sich die Deutschen darum kümmern würden. Der böse Blick sei lebensgefährlich! Er würde einem die Lebensenergie abziehen, einen aussaugen, Unglück, Tod und Krankheit bringen, Geldverlust, Impotenz und weiß der Teufel was noch. Binnen kurzer Zeit könne man grottenhässlich werden und alle Fähigkeiten verlieren, die einem bislang Erfolg verliehen haben. (Wer's nicht glaubt, der soll mal unter *www.google.it* den Begriff »malocchio« eingeben: 112.000 Einträge!) Auf meine Frage, wie man denn die Personen mit dem bösen Blick erkennen könne, antwortete Mazzarella: »Ganz bestimmt an die Auge und an die Verhalten.«

Das half mir für eine sichere Zukunft auch nicht weiter.

Es gäbe aber einige probate Methoden »zu sich schützen vor die böse Blick«, versicherte Mazzarella überzeugt. Das Beste sei, hinter dem Rücken die »corna« zu machen, also eine Faust zu ballen und dabei den Zeigefinger und den kleinen Finger abzuspreizen. Wenn man die »corna« mit beiden Fäusten machte und gegen den Boden wies, um den bösen Blick abzuleiten, könne einem praktisch nichts mehr passieren.

Eine andere bewährte Methode gegen »malocchio«, vor allem, wenn es rasch gehen solle, sei, sich blitzschnell an die Genitalien zu fassen. Das ginge unauffällig auch mit der Hand in der Hosentasche. So merke der oder die Gegenüberstehende wenigstens nicht, dass man sie des bösen Blicks verdächtigt. Die Leute, die den bösen Blick haben, handeln natürlich meist im Auftrag und gegen Geld von jemandem, der einem Übles will. Ein vager Fingerzeig sei die Tatsache, dass sie auch nachts sehr dunkle Sonnenbrillen trügen, damit man ihre Blickrichtung nicht erkennt.

Sehr gut gegen »malocchio« helfen Amulette in Form von roten Korallenhörnern, die aussehen wie kleine Peperoncini aus Plastik. In Italien werden sie überall verkauft. Jetzt wusste ich, wozu sie dienen und warum Mazzarella so viele davon hatte: am Armkettchen, an einer Halskette, auf seinem Schreibtisch, am Schlüsselbund und vom Rückspiegel seines Fiats baumelnd neben einem Rosenkranz und dem Foto von Padre Pio.

Hatte einen der böse Blick erwischt, dann gute Nacht. Langfristige, komplizierte und teure Prozeduren bei einem Magier oder einer Magierin ähnlich einem Exorzismus waren nötig, um sich davon zu befreien. Wer's wieder nicht glaubt, der soll mal in einem beliebigen italienischen Telefonbuch unter »Weiße und schwarze Magie« nachsehen. Es gibt vermutlich zehnmal so viele Magier wie Ärzte. Am wichtigsten sind die Magier, die einem den bösen Blick »ziehen« können.

Nachdem ich diese unentbehrlichen Informationen für mein Leben erhalten hatte, verabschiedete Mazzarella mich. Erst auf dem Heimweg fiel mir auf, dass wir gar nicht über meine Doktorarbeit gesprochen hatten. Das sollte aber nichts ausmachen. Die

Technik für meine Arbeit hatte ich rasch intus, indem ich mich zwei Wochen neben Mazzarella stellte und ihn am Mikroskop beobachtete. Auch die Dünnschnitte konnte ich bald selbst anfertigen. Da Mazzarella an den Ergebnissen meiner Untersuchung interessiert war, arbeiteten wir viel zusammen. Er erzählte mir vieles über Italien und ich lernte ihn dabei näher kennen.

Die Aufnahmen im Elektronenmikroskop wurden damals noch auf lichtempfindlichen Glasplatten gemacht. Acht davon hatten in einem Magazin Platz. Waren sie alle belichtet, musste das Magazin gewechselt werden. Das bedeutete, die Platten durch eine Schleuse zu entnehmen, ein neues Magazin einzuschieben und wieder das erforderliche Vakuum im Elektronenmikroskop herzustellen. Dafür musste die Vakuumpumpe eine Viertelstunde arbeiten, bevor man wieder mikroskopieren konnte. Das brachte mir jedes Mal eine Pause für einen Kaffee, eine Zigarette und eine neue Geschichte von Mazzarella ein. Für ihn war es eigentlich keine Zigarettenpause, denn er qualmte sowieso immer, Zigaretten und Pfeife abwechselnd. Sein Zimmer war völlig verräuchert von den filterlosen MS, die er sich aus Italien mitbrachte. Aber da es im Institut ja keine Patienten gab, beschwerte sich auch niemand über den Qualm. Über dem rechten Ohr hatte Mazzarella häufig einen kleinen Bleistift für Notizen stecken. Eines Tages griff er während einer Besprechung gedankenverloren nach dem Bleistift und zündete ihn sich an. Es dauerte, bis er merkte, dass es kein Glimmstängel war.

Kaffee war Mazzarellas zweite Leidenschaft, die altmodische Mokkamaschine auf der Gasflamme lief den ganzen Tag und produzierte schlürfende Geräusche, die fest zum »Ambiente« des Instituts gehörten. »Ich nehme ein ›caffè‹«, so kündigte er sein Ritual an und presste den frisch gemahlenen Kaffee – natürlich aus Italien, denn für ihn war der deutsche Kaffee falsch gebrannt, völlig verdorben und ungenießbar – in den Blechfilter der Maschine. »Espresso« sagt übrigens kein Italiener. Was wir darunter verstehen, ist für sie einfach ein »caffè«.

Mazzarella erzählte mir einmal von seinem Doktorvater in Italien, bei dem er – im Anschluss an seine Doktorarbeit – auf eine Assistentenstelle spekuliert hatte. Dafür war einiges zu tun gewesen. Für die Dauer seiner »tesi«, wie die Doktorarbeit in Italien heißt, also etwa ein Jahr lang, musste er seinen Doktorvater jeden Morgen pünktlichst von zu Hause abholen und abends auch wieder zurückkutschieren – in Mazzarellas eigenem Wagen, versteht sich. Es war ein altersschwacher Fiat Topolino. Mazzarella musste morgens schon vor Fahrtantritt die Tageszeitung gelesen haben und dann seinem Doktorvater auf der Fahrt in die Uni eine Zusammenfassung der wichtigsten Ereignisse vortragen. Der Doktorvater war ultrarechts und schwärmte für Mussolini. Um seinen Chef bei guter Laune zu halten, gewichtete und moderierte Mazzarella die politischen Ereignisse aus der Zeitung dementsprechend. Tagsüber war Mazzarella für die Kaffeeversorgung des Chefs zuständig und musste bei Bedarf aus dem nächstliegenden Café Brioches holen.

Harte Schule als Leibsklave, aber Mazzarella bekam die Stelle.

Er war ein anständiger Typ, keiner von den Kleingeistern, die das, was sie durchgemacht haben, der nächsten Generation doppelt heimzahlen und sich dabei auch noch gut fühlen. Mich hat er immer fair behandelt.

Mit seiner Sensibilität Tieren gegenüber war es hingegen nicht so weit her. Für meine Untersuchungen musste ich die Blutgefäße von Rattenherzen mikroskopieren. Wir stellten damals fest, dass die Arteriosklerose an den Gefäßverzweigungen ihren Anfang nahm – dies waren offenbar Schwachpunkte. Im Keller des Instituts war ein Stall für Kleintiere eingerichtet, von dort holte ich immer meine weißen Ratten. Zur Tötung gab es ein praktisches Plexiglasrohr, in das die Ratte einfach hineingestopft wurde. Auf Höhe des Kopfes war ein spitzer Bolzen mit einer Feder eingelassen. Man zog ihn ganz heraus, ließ los und – paff! – war die Ratte tot. Mazzarella gefiel diese Methode nicht. Er killte die

Ratten anders und benutzte dafür ein Holzscheit, das schon ganz abgegriffen war. Vor die Käfigtür legte er ein paar Futterkörnchen, dann öffnete er den Käfig und wartete. »Lanzam, lanzam, sie kommen«, war sein Standardspruch. Sobald eine Ratte den Kopf aus dem Käfig steckte, war sie erledigt.

Nur Mazzarella hatte den Schlüssel zum Stall. Wenn man eine Ratte brauchte, musste man ihn fragen. Er schloss auf und killte das Vieh natürlich selbst. Das ließ er sich nicht nehmen.

Mazzarella lebte schon lange in Deutschland, aber von den italienischen Essgewohnheiten ließ er nicht ab. Die deutsche Küche war ihm suspekt. Er aß lieber Spaghetti mit Tomatensoße und Basilikum. Tagaus, tagein und unabänderlich – um halb eins wurden Spaghetti gekocht. Das machte nicht er, sondern seine Assistentin Dr. Adriana Leotta, die er aus Italien mitgebracht hatte. Die Nudeln wurden in einem zerbeulten Aluminiumkochtopf auf einem Laborbrenner gekocht, die Soße, die unbeschreiblich gut duftete, alle zwei bis drei Tage frisch zubereitet. Konserven? Um Gottes willen, nein! Von halb eins bis halb zwei waren Mazzarella und Leotta abgemeldet, das respektierten alle. Selten einmal luden sie mich ein mitzuessen. Dabei stellte ich fest, dass sie zu den Nudeln jede Menge Brötchen futterten. Andere Länder, andere Sitten, für einen Italiener ist ein Essen ohne Brot nun mal kein Essen.

Dass Mazzarella und Leotta was miteinander hatten, sah man auf den ersten Blick. Alle wussten es. Vor uns siezten sie einander zwar, aber das naive Spielchen konnte keinen täuschen. Kam bei einer Betriebsfeier schon mal eine Anspielung, taten sie unschuldig: »Wir haben ein gemeinsames Kind, das ist die Wissenschaft.« So platonisch ging es aber offenbar doch nicht zu, denn eines Tages war Adriana plötzlich schwanger. Es war nicht zu verheimlichen, aber sie taten so, als ob nichts wäre, wollten offenbar nicht darauf angesprochen werden. Und wir sagten auch nichts. Nachdem sie eine Tochter geboren hatte, holte Adriana ihre Mutter aus Italien zur Kinderbetreuung und arbeitete weiter.

Vielleicht sollte ich ergänzen, Mazzarella war verheiratet und hatte zwei Kinder. Seine Frau lebte mit ihnen in Neapel. Mazzarella sprach nur selten davon. Dreimal im Jahr – an Weihnachten, zu Ostern und in den Sommerferien – fuhr Mazzarella nach Hause in den Süden, um seine Familie zu besuchen. Das behielt er auch nach der Geschichte mit Adriana bei. Ob er das jemals seiner Frau verklickert hat, entzieht sich meiner Kenntnis. Jedenfalls kehrte er immer unversehrt von seinen Heimatausflügen nach Neapel zurück.

Meine Doktorarbeit wurde pünktlich zum Staatsexamen fertig, als anspruchsvoll eingestuft, mit »magna cum laude« beurteilt und in einer Zeitschrift veröffentlicht – das würde sich in einer Bewerbung um eine Assistentenstelle gut machen. Ich konnte die Idioten nie verstehen, die ihre Doktorarbeit in die Zeit nach dem Staatsexamen verschoben, wenn sie schon als Assistenzärzte arbeiteten. Menschenwürdige Arbeitsbedingungen gab es damals im Krankenhaus noch nicht: Zehn bis zwölf Nachtdienste pro Monat waren die Regel. Ein Wochenenddienst dauerte von Samstagfrüh bis Montagfrüh, ohne Unterbrechung. Am Montagmorgen ging es dann sofort mit dem normalen Arbeitsalltag weiter und abends war man groggy, jedenfalls nicht mehr in der Lage, sich mit einer schwierigen Doktorarbeit zu beschäftigen. Die meisten nahmen dann ein halbes oder ganzes Jahr unbezahlten Urlaub, um die Dissertation zu beenden. Das kam für mich nicht infrage. Zielstrebig nahm ich die Doppelbelastung von Studium und Doktorarbeit auf mich und schaffte beides. Rückblickend habe ich mir vielleicht zu viel zugemutet. Soziales Leben – wie man es heute nennt – fand nicht mehr statt und mein tägliches Schlafpensum reduzierte sich auf drei bis vier Stunden.

Ich habe Mazzarella später aus den Augen verloren und nur noch einmal wiedergetroffen. Er war pensioniert und lebte mit Adriana zusammen, die Tochter war groß und studierte in Italien. Er selbst war ein Bild des Jammers: Die Qualmerei hatte ihren

Tribut gefordert, Mazzarella hatte ein schweres Lungenemphysem und hing an der Sauerstoffflasche, mit blauen Lippen und aufgeblähtem Brustkasten. Selbst zum Sprechen hatte er zu wenig Luft.

Er hatte fertig.

6

Dr. Mosers Prophezeiung

Mitleid, Mitleid, hören'S mir doch auf damit! Vom Mitleid ist noch keiner gesund geworden. Höchstens von einer anständigen Operation«, raunzte Dr. Moser, erster Oberarzt der chirurgischen Abteilung, die Besucher an, die sich nach den Aussichten für ihren kranken Großvater erkundigten. Moser war immer so. Für ihn, Urbayer, raue, sehr raue Schale und etwas weicherer Kern, war dieser Umgangston das Normalste auf der Welt, ja sogar richtig freundlich. Aber im Rheinland kam er damit nicht an.

Moser war ein messerscharfer Diagnostiker und ein sehr guter, sicherer Operateur – bei seinen OPs gab es keine Komplikationen. Nur seine Art, mit Menschen umzugehen, stand ihm dabei im Weg, eine Chefarztposition zu bekommen. Vom Fachlichen her hätte es allemal gelangt. So blieb er ewiger Oberarzt mit einer Reihe von Chefs, die immer jünger wurden und ihn häufig ausnutzten.

Dr. Moser trug es mit Fassung und schien sich mit diesem Schicksal abgefunden zu haben. Er war klein, bullig und hatte einen Stiernacken. Typ Metzger, aber beim Operieren das Gegenteil davon, schnell und trotzdem präzise, mit sehr viel »Gewebegefühl«. Er war keiner von den Chirurgen, die nach dem Motto operieren »Durchschneiden macht nichts, man kann ja alles wieder zusammennähen«. Moser hatte ein rotfleckiges Gesicht, was ihm einen zornigen Ausdruck verlieh. Es kam aber von einer Hautkrankheit, gegen die er nie etwas unternahm. Dazu gehörte eine etwas knollenartige Nase, ein beginnendes Rhinophym. Nicht so stark, wie es Ghirlandaio im 15. Jahrhundert gemalt hat, aber für den Kundigen schon erkennbar und sicher gefördert durch Mosers reichlichen Alkoholgenuss, hauptsächlich Whisky.

Wenn ich an Moser zurückdenke, kommt mir stets ein Satz aus dem Roman *Der Honigsauger* von Robert Ruark in den Sinn: »Alle wirklich guten Mediziner, die ich kennengelernt habe, waren sinnliche Typen, die Alkohol, Weiber und dreckige Witze liebten. Es waren die Zurückhaltenden, die einen ausnutzten, einem Angst einjagten und unverschämte Rechnungen schickten.«

Wie viele gestresste Chirurgen rauchte und trank Moser, was das Zeug hielt. Dabei hatte er panische Angst vor Lungenkrebs und Leberzirrhose. Diesbezüglich hatte er eine richtige Manie entwickelt. Kaum stand Moser einige Minuten still, etwa bei einer Besprechung, drückte er sich erst gegen den rechten Oberbauch, ob die Leber verhärtet zu fühlen war. Dann betastete er seine Halsgrube, um zu prüfen, ob dort die Metastasen des Lungenkrebses schon herauswuchsen. Es war zu einem Tic geworden, den er zwanghaft alle paar Augenblicke ausführen musste. Wir redeten ihm zu, sich doch Blut für die Leberwerte abnehmen zu lassen und eine Thorax-Röntgenaufnahme zu machen. Vergeblich. Moser lehnte jegliche Untersuchung strikt ab. Eine Haltung, die man bei vielen Ärzten findet. Wahrscheinlich rührt sie daher, dass man es gewohnt ist, als Mediziner bei einer Untersuchung meist die schlechtere von zwei Möglichkeiten zu entdecken. Pessimisten aus professioneller Deformierung könnte man sagen. Ich kannte eine Reihe von Ärzten, die bis zuletzt mit zusammengebissenen Zähnen ihren Zustand verheimlichten und sich umbrachten, als es nicht mehr ging. Aber untersuchen lassen hätten sie sich um nichts in der Welt.

Das mit dem Alkohol ist so eine Sache. Auch der Patient wird schnell als Trinker abgestempelt, er erhält dann mit Bleistift ein kleines handschriftliches »C_2« am Rand seiner Krankenakte eingetragen. Bei diesem Geheimzeichen wissen alle Eingeweihten sofort Bescheid: Es ist die Abkürzung für C_2H_5OH, der Summenformel für Äthylalkohol. Es bedeutet also: Achtung, Trinker!

Das C_2 wird übrigens mit Bleistift geschrieben, um es ausradieren zu können, wenn das Krankenblatt von einer offiziellen Stelle angefordert wird. So erspart man sich lästige Unannehmlichkeiten mit Gerichten und Rechtsanwälten. Genauso geht es mit den Kürzeln »Cp« (Caput piger) für Arbeitsscheue, »Nd« (Nihilitis dolorosa) für Hypochonder und »MM« (Morbus Meise) für Bekloppte. Aber bitte alles immer schön mit Bleistift!

Auch wenn Ärzte noch so viel trinken, für sich selbst würden sie ein C_2 empört zurückweisen. »Alles unter Kontrolle, ich könnte ja jederzeit aufhören«, ist die häufigste Selbstbeschummelung, wie bei allen Abhängigen. Erstaunlicherweise habe ich nie beobachtet, dass der Alkohol zu schlechteren Leistungen oder Unsicherheiten beim Operieren führte. Im Gegenteil – und nicht nur, weil mit dem entsprechenden Alkoholpegel das Zittern nachließ.

Moser zu einem Entzug aufzufordern, wäre ein sinnloses Unterfangen gewesen. Stattdessen warf er vor jedem Gespräch ein Pfefferminz ein, damit man seine Fahne nicht roch, und alles war für ihn geritzt. Moser brachte uns Jungspunden das Operieren und die gewissenhafte Patientenbetreuung bei. Er tat dies mit einer Geduld und Hingabe, die bewunderungswürdig waren und die man bei seiner sonstigen Ungeduld gar nicht erwartete. Den Anfängern führte er die Hand bei den ersten Schnitten und mit zunehmender Erfahrung assistierte er einem bei größeren Eingriffen. Mit Moser als Assistenten an der Seite hatte man immer ein gutes Gefühl, er gab einem Sicherheit bei jeder Operation. Ich bin ihm noch heute dankbar dafür.

Die idiotischen Cartoons, in denen ein Arzt seine erste Operation macht und im Schnittmusterbuch nachsieht, was er tun muss, haben nichts, aber auch gar nichts mit der Wirklichkeit zu tun. Ehe man selbst operiert, hat man einen Eingriff an die hundert Mal gesehen, anfangs als zweiter Assistent, der nur die Wundhaken hält, dann als erster Assistent, der schon mehr tun kann. Wenn man endlich selbst operieren darf, hat man alles intus und es assistiert auch immer noch ein Erfahrener und kontrolliert alles.

Auf den Tod nicht ausstehen konnte Moser alte Weiber, die bei jeder Visite nur langatmig ihre Probleme mit Stuhlgang und Verstopfung loswerden wollten. Das ging in etwa so:

»Ich habe Verstopfung.«

»Wie oft haben Sie Stuhlgang?«

»Jeden zweiten Tag, Herr Doktor.«

»Waaas? Das ist ja schon Durchfall und keine Verstopfung! Auf Wiedersehen.«

Und weg war er. Moser hatte auch eine Allergie gegen dicke Patienten. »Ausgerechnet ich«, moserte er, »warum müssen sie ausgerechnet zu mir kommen, die Fettsäcke! Da brauch ich ja schon eine halbe Stunde, ehe ich durch den Speck im Bauch bin, bei der fetten Sau.« Da die Patienten in Narkose waren, machte seine bayerische Derbheit nichts aus.

Patienten, die aus Ländern südlich der Alpen kamen, nahm Moser nicht ernst. Genauso wenig wie ihre klagend vorgetragenen Beschwerden. »Typisch! Mittelmeerschmerzsyndrom, der hat nix«, grantelte er, wenn ein Südländer jammerte, und ging bei der Visite weiter zum nächsten Bett. Sein weicher Kern gewann dann aber doch die Oberhand. Nach der Visite bestellte er den Patienten in sein Zimmer und untersuchte ihn ganz genau. Er machte das möglichst unauffällig, um seinen Nimbus als harter Kerl nicht zu gefährden. In Wahrheit war er nämlich um seine Patienten sehr besorgt und als Arzt okay.

Besonders gern operierte Moser pralle Abszesse am Anus. Mit einer Hand inzidierte er mit dem Skalpell den Abszess, mit der anderen drückte er so geschickt, dass der stinkende Eiterstrahl immer einen traf, der diese Nummer noch nicht kannte. »Ubi pus, ibi Eiter, Herr Kollege«, grinste er dann und freute sich wie ein Kind über den groben Scherz.

Seine Oberarztvisiten auf der Station waren gefürchtet. Moser entging nichts. Man konnte sich noch so gut vorbereiten, er fand immer etwas, das nicht okay war. Wenn ein Patient fieberte, hatte man alle möglichen Laboruntersuchungen gemacht und die Lunge geröntgt, ohne etwas zu finden. Moser hingegen rupfte schonungslos das Pflaster von der Operationswunde des Patienten. »Schwester, Pinzette«, sagte er knapp und rammte dann ohne Vorankündigung dem Patienten die Pinzette zwischen zwei Wundnähten in den Bauch. Der Eiter quoll in dem Maß, dass wir mit dem Zellstoff gar nicht nachkamen. »Jetzt geht es mir schon viel besser, Herr Doktor! Danke, dass Sie gekommen sind«, bemerkte der Patient und wir hatten rote Bomben und ärgerten uns tierisch, dass wir nicht auf das Naheliegendste, einen Wundabszess, gekommen waren. So ging es weiter, mal entdeckte er einen abgeknickten Katheter, der den Urin staute, mal eine fehlende Laboruntersuchung, mal eine Drainage, die nicht förderte. Moser entging einfach nichts. »Wenn ich bei einer Visite keine Fehler finde, dann war es keine gute Visite«, verabschiedete er sich stets von der Station.

Auch grundlegende Untersuchungstechniken trichterte uns Moser ein. »Ran an den Patienten: sehen, fühlen, riechen. Damit können Sie schon mindestens 70 Prozent aller Krankheiten diagnostizieren, meine Herren.« Wie recht Moser hatte! Daran denke ich, wenn ich mir die heutigen Ärzte ansehe. Kommt ein Patient zur Aufnahme ins Krankenhaus, wird erst mal die »Laborlatte« gemacht. Eine Latte ist das in der Tat, mindestens fünfzig Werte dürften es im Durchschnitt sein. Dann ist der Ultraschall dran. Außer der Lunge (wegen der Luft darin geht es nicht) und dem Hirn kann man ja alle Organe schallen. Das wird dann auch fleißig gemacht. Wenn es möglich wäre, am liebsten aus dem Nebenzimmer über einen Monitor, damit man den Patienten gar nicht mehr richtig berühren muss.

Leopold Auenbrugger würde im Grabe rotieren, wenn er es sehen könnte. Er hat 1761 die Perkussion, das diagnostische Abklopfen des Brustkorbs, erfunden. Wie? Auenbrugger hat beobachtet, wie sein Vater, der Weinbauer war, durch Beklopfen der Weinfässer deren Füllung abschätzen konnte. Das hat er dann auf die Medizin übertragen und konnte so, ohne zu röntgen, schon damals eine Lungenentzündung oder einen Erguss feststellen. Neben Auenbrugger war René Théophile Hyacinthe Laënnec (1781–1826), der Erfinder des Stethoskops, ein Wegbereiter der physikalischen Diagnostik.

Perkussion und Untersuchung mit dem Stethoskop sind klinische Basisuntersuchungen der Medizin, die auch im Zeitalter der »Apparatemedizin« ihre elementare Bedeutung behalten haben. Aber das wissen heute viele Mediziner nicht mehr. Bei Stromausfall wären sie absolut hilflos. Sie hätten gerade noch ihr Smartphone, um das Internet zu konsultieren, solange der Akku noch aufgeladen wäre. Totale zivilisatorische Degeneration, wie in vielen anderen Bereichen auch.

In den Sechzigerjahren gab es eine Neuerung: den Notarztwagen. Bis dahin wurden selbst Schwerverletzte im normalen Krankentransportwagen und fast immer ohne ärztliche Begleitung im Krankenhaus angeliefert. Die entscheidende Spanne, also die ersten Minuten, in denen ein Arzt oder speziell ausgebildeter Rettungssanitäter einen Herzstillstand oder eine große Blutung lebensrettend hätte behandeln können, verstrichen so ungenutzt mangels Personal und Ausrüstung. Mit dem Notarztwagen änderte sich das schlagartig. Der »NAW«, wie er abgekürzt genannt wurde, hatte alle Geräte zur Wiederbelebung und Intubation, Sauerstoff und EKG an Bord. Die Krankentrage war in der Mitte angeordnet und von allen Seiten zugänglich – unerlässlich, um vernünftig arbeiten zu können. Der Notarzt fuhr getrennt in einem Pkw mit Fahrer und war meist schon vor dem NAW am Unfallort. Zusätzlich waren die Sanitäter in allen Wiederbelebungsmaßnahmen ausgebildet. Wir hatten alle zusammen lange geübt, bis jeder Handgriff saß, auch ohne viele Worte und ohne Bezahlung. Über Funk konnte der Notarzt auf der Rückfahrt ins Krankenhaus schon anordnen, was vorbereitet werden sollte. Eine fantastische Neuerung, der NAW. Sicher hat er inzwischen Zig-tausenden Menschen das Leben gerettet.

Wir waren das erste Krankenhaus, das einen NAW erhielt. Darauf waren wir mächtig stolz. Eine Garage sowie Schlaf- und Aufenthaltsräume für Notarzt und Sanitäter wurden gebaut, Dienstpläne entworfen. Eine Organisationsarbeit, in die wir uns mit Feuereifer stürzten. Schließlich war es so weit: Der NAW wurde erstmals in Betrieb genommen. Es gab eine Feier mit langweiligen Ansprachen des Landrats, des Kreisdirektors, des Krankenhausdirektors und des lokalen Krankenkassenchefs, also der üblichen Unbeteiligten, die sich aber gern von der anwesenden Presse fotografieren ließen. Als der Pfarrer den NAW gesegnet hatte, gab es endlich Sekt und Schnittchen, langsam verkrümelten sich die Besucher. Übrig blieben alle Ärzte der Chirurgie, der Anästhesie und die Rettungssanitäter. Alle waren hier, auch die, die keinen Dienst hatten, und warteten gespannt auf den ersten Einsatz.

Es passierte nichts. Auch um zehn Uhr am Abend: nichts, nicht einmal eine kleine Platzwunde, die wir liebend gern mit dem NAW abgeholt hätten. Daher wurde auf allgemeinen Beschluss der NAW dennoch losgeschickt. Der Auftrag: fünf Kästen Bier und Currywurst mit Pommes für alle. Das erleichterte das Warten. Weiterhin tat sich nichts, gar nichts. Der NAW musste noch mehrere Male zum Biernachschub ausrücken. Die Stimmung war bestens und stieg noch, als Moser mit zwei Flaschen Whisky anrückte.

Trotz seines Hangs zur Grantelei machte Moser bei jedem Scherz mit. Charly, wie wir einen der chirurgischen Jungassistenten nannten, war bereits stockbesoffen, er konnte sich nicht mehr auf den Beinen halten und lallte nur noch unverständliches Zeug. Im Trinken war er gut, bei der Arbeit weniger. Als um zwei

Uhr morgens immer noch kein Notfall für den NAW gekommen war, beschlossen wir, dass Charly mit dem Notarztwagen nach Hause transportiert werden sollte, denn Auto fahren konnte er nicht mehr. »So billig soll mir Charly nicht davonkommen«, juxte Moser und weihte uns ein: Zuerst wurde Charly ein Teil der Kopfhaare abrasiert, eine richtige Mönchstonsur. In deren Mitte nähte Moser einen gewöhnlichen Hosenknopf an der Kopfhaut mit chirurgischen Nähten fest. Charly zeigte keine Abwehrreaktionen, so blau war er. Wir verfrachteten ihn in den NAW und brachten ihn mit Blaulicht und Sirene nach Hause. Das war der erste Einsatz des NAW. Man musste damals noch keine Protokolle ausfüllen. Heute würde einem schon der Bürokratiekram für jeden Einsatz die Lust an solchen Scherzen vergällen. Nachdem Charly im NAW abtransportiert worden war, löste sich die Versammlung langsam auf, da mit einem schweren Unfall wohl kaum noch zu rechnen war.

Zum ersten Notarztdienst in dieser Nacht war offiziell Frau Dr. Oening eingeteilt. Sie war Anästhesistin, so um die vierzig, jünger aussehend, attraktive Figur, schlank mit großem Busen, zweimal geschieden. Sie war im Nachtdienst immer auf Sex aus, fast alle hatten schon mit ihr geschlafen. Vom Vorspiel hielt sie nichts, sie wollte ihn immer sofort drin haben. Und möglichst lange. Moser verschwand mit Oening im Notarztdienstzimmer. Sie machten sich keine Mühe, das unauffällig zu tun.

Charly blieb am nächsten Morgen beim Kämmen mit dem Kamm am Hosenknopf hängen und wusste sich anfangs keinen Reim darauf zu machen. Er konnte sich an nichts mehr erinnern. Als er in der Klinik auftauchte, schnitten wir ihm selbstverständlich den Hosenknopf wieder ab und die Haare wuchsen später auch nach.

Moser lernte ich noch vor meiner Facharztausbildung kennen. Da er wusste, dass ich Urologe werden wollte, und weil er mich leiden konnte, schanzte er mir alle Operationen zu, die etwas mit der Urologie zu tun hatten. Eine hervorragende Übung für angehende Operateure ist die Circumcision, die Operation der Vorhautverengung (lateinisch: Phimose). Schon nach kurzer Zeit operierte ich alle Phimosen. Für ältere Chirurgen war der kleine Eingriff uninteressant, unter ihrer Würde. Ich aber konnte dabei unbeaufsichtigt verschiedene kosmetische Nahttechniken mit der Lupenbrille ausprobieren und mich auf dem unterschätzten Gebiet der Circumcision für anderes perfektionieren. Ich war der Phimosenking und ätzende Zungen im Krankenhaus behaupteten, ich könnte mir aus den zahlreichen entfernten Vorhäuten schon einen Lampenschirm für mein Wohnzimmer basteln.

Wer mir diesen Streich mit den Vorhäuten gespielt hat, habe ich allerdings nie herausbekommen. Ich vermute, es war eine Schwester: Sie muss über Monate hinweg die bei der Beschneidung entfernten ringförmigen Hautstückchen gesammelt und konserviert haben. Als es so etwa zwanzig Stück waren, steckte sie mir diese auf die Autoantenne meines Wagens. Ich weiß nicht, wie lange ich schon damit herumgefahren war, ehe es mir auffiel. Sicher ist jedenfalls, dass mich hinter den Fenstern des Krankenhauses eine Menge grinsender Gesichter beobachtet hatte.

Eine Vorhautverengung ist eine Erkrankung und muss operiert werden. Das steht außer Zweifel. Im Einzugsgebiet des Krankenhauses lebten viele Türken und die Jungs sollten mit acht bis zehn Jahren beschnitten werden. Natürlich hatten sie keine Vorhautverengung, es war ein ritueller Eingriff. Die rituelle Beschneidung der Muslime entspricht der ersten heiligen Kommunion bei den Katholiken und ist unerlässlich für das Seelenheil und die Zugehörigkeit zum männlichen Teil der Muslime. Selbstverständlich führten wir auch rituelle Beschneidungen auf Krankenschein aus. Bis die ersten Rundschreiben der Krankenkassen eintrafen: »Rituelle Beschneidungen müssen privat bezahlt werden.« Was soll man machen, wenn ein armes türkisches Ehepaar, des Deutschen kaum mächtig, vor der Anmeldung steht und einem wortlos den Krankenschein in die Hand drückt. Wir brachten es nicht übers Herz, ihnen Geld abzuknöpfen, und spielten das Spiel mit, das der Hausarzt begonnen hatte. Auf der Überweisung stand »Phimose«. Also hatten binnen kürzester Zeit alle türkischen Jungen eine Vorhautverengung und mussten aus medizinischen Gründen operiert werden. Heute wäre das nicht mehr möglich. Der Computer des Medizinischen Dienstes der Krankenkassen würde die statistischen Ausreißer ausspucken und den kleinen Schwindel sofort aufdecken. Unmenschliche Zeiten heutzutage.

Nach seiner Pensionierung klappte Moser zusammen. Statt der Medizin hatte er jetzt nur noch Zigaretten und Whisky oder Mariacron. Der war billiger und direkt beim Büdchen um die Ecke zu haben. Mosers Gesundheitszustand verschlechterte sich rapide. Er fasste sich weiterhin jeden Tag an die Leber und die Halslymphknoten. Die Härte der Leber konnte er jetzt deutlich fühlen, wie ein großes Stück Holz im Bauch, das da nicht hingehörte. Er war aber immer noch nicht dazu zu bewegen, sich untersuchen oder gar behandeln zu lassen. Auch seine Frau, die weiterhin als Krankenschwester arbeitete, war machtlos.

Die meiste Zeit des Tages saß Moser in seiner Wohnung, rauchte und starrte ins Leere. Gut zu Fuß war er nicht mehr, schon nach wenigen Metern ging ihm die Luft aus und die Pumpe raste. Auto fahren konnte er aber noch ganz gut. Von Zeit zu Zeit setzte er sich in seinen alten Ford 17M und kutschierte ohne festes Ziel durch die Stadt. Bis er gegen einen Betonmast fuhr. Man fand Moser leblos über dem Lenkrad zusammengesunken. Der ganze Wagen war blutverschmiert, da war Blut in allen Ecken, als ob ein schwerer Kampf stattgefunden hätte. Von der kleinen Platzwunde über dem rechten Auge konnte das nicht kommen. Auch der Wagen hatte nur einen geringen Blechschaden, als ob Moser langsam gegen den Mast gerollt wäre. Da es sich um einen Verkehrsunfall handelte, wurde eine Obduktion angeordnet. Sie klärte alles.

Todesursache im Obduktionsbefund: Verblutung infolge geplatzter Krampfadern der Speiseröhre aufgrund der Leberzirrhose. Moser hatte wirklich einen letzten Kampf ausgetragen, bevor er sterben konnte. Die Rekonstruktion der Ereignisse ergab, dass Moser eine enorme Menge Blut gespuckt und hochgewürgt haben muss und noch einige Hundert Meter gefahren war, ehe er zum Stehen kam. Früher nannte man so etwas Blutsturz.

Weiterer Befund im Obduktionsbericht: kleines, bislang nicht bekanntes Bronchialkarzinom.

Dr. Moser hatte recht behalten.

7

Narrenschiff Uniklinik

Unter einer Universitätsklinik stellt man sich etwas Erhabenes und Würdiges, einen Tempel der medizinischen Wissenschaft und erstklassigen Behandlung vor. Sicher, mit etwas Glück bekommt man als Patient die bestmögliche Diagnostik und Therapie, es kann aber auch anders gehen. Die Professoren sind dermaßen mit sich selbst und ihren Forschungen beschäftigt, dass sie nicht merken, wenn es in ihren Kliniken drunter und drüber geht. Oder sie merken es und es ist ihnen vollkommen egal.

Ein Beispiel dafür war mein Freund Harald. Harry, wie er von uns genannt wurde, schloss das Medizinstudium etwa ein Jahr nach mir ab. Wir kannten uns von den Vorlesungen und den Festen bei ihm zu Hause, wo er mit seinem Gitarrespiel, seinem Humor und seiner Trinkfestigkeit (er trank nur Kölsch) der Mittelpunkt war. Er hatte nach einer Berufsausbildung das Abitur auf dem zweiten Bildungsweg gemacht und war schon um die vierzig, als er mit großer Anstrengung noch das Medizinstudium schaffte. Nach dem Staatsexamen schmiss er eine enorme Party. Schon damals fielen mir an ihm Veränderungen auf, die ich noch auf den Alkoholkonsum und die gewaltige Erleichterung nach dem Examen zurückführte. So erklärte er mir zu vorgerückter Stunde: »Martin, ich verrate dir jetzt etwas. Die D-Mark wird als Währung abgeschafft und durch Zitronen ersetzt. Deck dich rechtzeitig damit ein.«

Seine Frau war bei der Party anwesend, aber er stellte jedem Annette, ein schüchternes Mädchen von höchstens vierzehn Jahren, als seine Freundin vor. Alle hielten es für einen Scherz, eine Marotte. Zuerst wollte er nicht so recht mit der Sprache herausrücken, doch dann verriet er mir verschwörerisch: »Ich stehe unter Hochspannung, plus 100.000 Volt! Niemand außer Annette darf mich berühren, er würde sofort sterben. Nur Annette nicht, denn sie steht unter minus 100.000 Volt. Deshalb sind wir füreinander bestimmt!«

Nach dem allgemeinen Besäufnis, in dem die Nacht endete, vergaß ich ehrlich gesagt das Ganze und verlor Harry für einige Zeit aus den Augen.

Es wurde immer schlimmer mit ihm, wie Nachrichten, die gelegentlich bei mir ankamen, verrieten. Er wurde im kalten Januar barfuß auf der Kölner Hohenzollernbrücke gesehen, in beiden Händen ein Netz mit Zitronen, der neuen Währung. Ein anderes Mal fuhr er mit seinem offenen VW-Käfer Cabrio rund um den Neumarkt und verschenkte seine enorme Plattensammlung. Genauer gesagt, er warf die Platten wie Frisbeescheiben aus dem fahrenden Auto und schrie immer wieder: »Ich bin Jesus!«

Schon einige Zeit vorher hatte ich Harry für eine Assistenzarztstelle bei dem mir bekannten Chefarzt Dr. Ammermann empfohlen. Ammermann, Chirurg in einem kleinen Provinzkrankenhaus, rief mich eines Tages wütend an, wen ich ihm denn da geschickt hätte. »Fast umgebracht hat mich der Kerl, als er beim Vorstellungsgespräch aufsprang und mir den Schlips zuzog und nicht losließ. Gott sei Dank hat mich mein Oberpfleger Ratajczak (von allen nur Radausack genannt) vor dem Ersticken gerettet, als er rein zufällig den Kopf zur Tür hereinsteckte. Nur Ihnen zuliebe, Herr Anibas, erstatte ich keine Anzeige.« Ich stammelte eine Entschuldigung und fühlte mich beschissen. Ich stellte mir den schmächtigen Dr. Ammermann vor, wie ihm der kräftig gebaute Harald die Luft abdrehte, bis er blau wurde.

Ein Gespräch mit Harry klärte alles. Dr. Ammermann hatte auf seinem Schlips ein großes A eingestickt. In seinem Beziehungswahn deutete Harry das als Abkürzung für Annette, seine minderjährige Freundin, und schloss auf ein Verhältnis zwischen Doktor A. und Annette. Das führte zu dem Eifersuchtsanfall mit der Attacke auf Dr. Ammermann. Für Harry war das alles logisch und klar. Auch für mich: Harald litt an einer Schizophrenie und musste dringend in Behandlung.

Jeden Versuch, ihn zu einer Untersuchung zu bewegen, blockte er ab. Er tat das wortreich auf seine liebenswürdige Weise und wechselte dann abrupt und geschickt das Thema. Schluss, es war ja alles in Ordnung. Ich wandte mich schließlich an seine Eltern, erntete aber nur Beschimpfungen. Wie ich es wagen könne, ihren hochbegabten Sohn für geisteskrank zu erklären. Sie wollten mich tatsächlich deshalb bei der Polizei anzeigen. Daraufhin habe ich nichts mehr unternommen.

Das war der Stand der Dinge, als Harry seine Tätigkeit als Assistenzarzt an der Medizinischen Universitätsklinik aufnahm. Damals war Ärztemangel und es wurde praktisch jeder genommen, der die Approbation hatte. Als Hilfe auf der Station der Inneren Abteilung hatte Harald zwei Medizinstudenten im Praktikum an seiner Seite. Die ersten Wochen musste das noch einigermaßen geklappt haben. Aber alles wurde immer komplizierter durch die verrückte Geschichte mit den 100.000 Volt und der Gefahr, die nach Harry davon ausging. Harry wurde immer kontaktscheuer und berührte vor allem niemanden mehr, auch nicht seine Patienten, um ihnen keinen Stromschlag zu verpassen. Schließlich kam er gar nicht mehr auf die Station – er leitete sie nur noch telefonisch. Er telefonierte von einem Telefonhäuschen auf dem Klinikgelände aus, von dem er Sichtkontakt zur Station im ersten Stock hatte. Wenn er seine Anweisungen für Untersuchungen und all das Übrige gab, gestikulierte er beim Sprechen wild, ebenso wie die Stationsschwester und die Studenten, die sich aus dem Fenster lehnten, damit sie ihn sehen und besser verstehen konnten. Harry setzte keinen Fuß mehr in das Klinikgebäude.

Das ging dreieinhalb Wochen gut, ehe die Sache aufflog. So lange hatte kein Oberarzt oder Professor der Universitätsklinik für Innere Medizin die Station je betreten und Visite gemacht. Sie waren viel zu sehr mit sich selbst und ihren Karrieren beschäftigt. Harry wurde schließlich wegen einer schweren schizophrenen Psychose in eine geschlossene Anstalt zwangseingewiesen. Aber nicht infolge wiederholter Beschwerden beim Kliniksekretariat und beim Gesundheitsamt, die nicht reagierten, sondern nach einer Anzeige der Eltern von Annette wegen Verführung Minderjähriger. Die Polizei erkannte sehr schnell – auch ohne Psychiater, nur mit gesundem Menschenverstand – seinen Geisteszustand und lieferte ihn an der zuständigen Stelle ab.

Man braucht sich also überhaupt nicht zu wundern, wenn immer wieder über falsche Ärzte selbst in einer Universitätsklinik berichtet wird. Wahrscheinlich sind noch viele unentdeckt tätig, vielleicht machen sie ihren Job gar nicht einmal so schlecht. Irgendein Nachspiel oder Folgen für die Leitung der Medizinischen Universitätsklinik hatte das Ganze übrigens nicht.

Nach knapp einem Jahr in der Psychiatrie wurde Harald als »geheilt« entlassen, mit der Ermahnung, seine Psychopharmaka brav weiterzunehmen. Er übersiedelte in ein anderes Bundesland, in dem ihn keiner kannte, legte bei der zuständigen Ärztekammer seine Approbationsurkunde vor, die während des Zwangsaufenthaltes in der Psychiatrie nicht eingezogen worden war, und eröffnete flugs eine Allgemeinpraxis. Niemanden interessierte seine Vorgeschichte. Kein Psychiater kontrollierte die Medikamenteneinnahme, kein Gutachter bewertete seine Urteilsfähigkeit und sein ärztliches Können. Anfangs schien alles gut zu gehen, die Praxis florierte. Harry heiratete erneut, eine Krankenschwester mit viel Erfahrung. Die hatte sie auch nötig, denn sie war es, die immer öfter die Praxis schmeißen musste. Harry war dazu kaum noch in der Lage. Seine Frau musste seine Fehler ausbügeln und das Schlimmste verhüten.

Verzweifelt bat sie mich, doch zu kommen. Ich traf einen Harry, der mit zerrauften Haaren und einem langen Zauselbart hinter seinem Praxisschreibtisch saß und wirres Zeug verzapfte. Die Situation war mir sofort klar. Ein Wunder, dass ihn noch kein Patient angezeigt hatte. Aber in den ländlichen Gegenden ist der Arzt noch immer eine Respektsperson, da macht man so etwas nicht.

Was mir seine Frau schilderte, hatte ich schon geahnt. Harry nahm seine Medikamente nicht und die Schizophrenie war wieder ausgebrochen. Als ob das nicht reichte, war er auch noch drogenabhängig geworden. Seine Frau war ihm auf die Schliche gekommen, was bei seinem erbärmlichen Zustand nicht schwierig war. Er spritzte sich Dolantin, ein synthetisches Opioid, bis zu zwölf Ampullen am Tag. Um nicht aufzufallen, steuerte Harry jede Woche eine andere Apotheke an und kaufte Dolantin als Praxisbedarf. Zusätzlich verordnete er Dolantin an Patienten, die davon nichts wussten, und injizierte es sich selbst.

Und nun saß Harry mir gegenüber, zitterte am ganzen Körper, schwitzte und klapperte mit den Zähnen, sodass er kaum sprechen konnte. Dolantin war wieder fällig. Er tat mir leid. Ich wollte ihm einen Freundschaftsdienst erweisen und ihm Dolantin spritzen. Es ging nicht, seine Armvenen waren vernarbt. Er wies nur stumm auf den Handrücken, da waren noch pralle Venen und ich injizierte. Schlagartig ging es ihm besser, das Zittern hörte auf. Während ich die Einstichstelle mit einem Tupfer komprimierte, sah ich mir seinen eigenartigen Handrücken an. Er war dick mit Theaterschminke abgedeckt. Harry machte das schon seit einiger Zeit, um die vielen Einstichstellen und blauen Flecken zu verbergen.

Ich sah meinem alten Freund in die Augen und sagte nur: »Komm.« Er kapierte sofort, leistete keinen Widerstand. Wir brachten ihn in eine Entzugsklinik. Seine Frau musste mir versprechen, seine Approbation widerrufen zu lassen und seine Therapie zu kontrollieren. Es sollte nicht wieder so ablaufen wie an der Universitätsklinik, wo sich keiner der »lieben Kollegen« um seinen Nächsten kümmert.

Später pumpte mich Harry telefonisch noch hin und wieder um Geld an. Ich schickte es an wechselnde Adressen, zuletzt an ein Männerwohnheim. Er war zum Penner geworden und verdiente sich ein paar Mark in einem Kaufhaus, wo er im Hinterhof gebrauchte Kartons und Kisten zerlegte. Dann verlor ich seine Spur endgültig.

Das Betriebsklima in einer Universitätsklinik ist das gleiche wie in jedem Großbetrieb: Karriere machen mit Ellbogen, Intrigen, Gemeinheiten und Speichelleckerei. Seilschaften bilden sich mit dem Versprechen, die Wasserträger nach Erreichen des eigenen Ziels später auch hochzuziehen. Echte wissenschaftliche Spitzenleistungen sind oftmals nicht mit den besten charakterlichen Eigenschaften verbunden. Das geht bis hin zu kriminellen Handlungen.

Ein solcher Fall war Dr. Zsolnay. Er war während des Ungarnaufstandes in den Westen gekommen, hatte hier Medizin studiert und war inzwischen ein begnadeter Kardiochirurg. Seine Habilitation stand im Schnellzugtempo vor dem Abschluss. Alle beneideten ihn. Wegen seiner Karriere und anderem. Er sah sehr gut aus, hatte immer die tollsten Frauen, war in der Münchner Schickeria bekannt und fuhr einen Jaguar E-Type. Von so etwas konnten wir anderen armen Assistenzärzte nur träumen. Wilde Gerüchte rankten sich um seinen Wohlstand, den er als armer Ungarnflüchtling plötzlich hatte – niemand kam dahinter. Operativ war er der Star der Klinik, seine Ergebnisse waren die besten. Seine nächsten Konkurrenten im Kampf um die Position des Ersten Oberarztes hatten große Probleme zu bewältigen. Ihre Patienten bekamen immer häufiger nach einer Operation hohes Fieber und starben schon mal daran. Der Chef führte das auf die operative Unfähigkeit einzelner Mitarbeiter zurück und protegierte Zsolnay immer mehr. Der sonnte sich im Glanz seiner Erfolge und war inzwischen die rechte Hand des

Chefs. Die Todesfälle auf der Intensivstation häuften sich, die Kripo wurde eingeschaltet. Eine genaue Auswertung zeigte, dass die Komplikationen immer dann auftraten, wenn Zsolnay Nachtdienst hatte. Mithilfe einer Minifernsehkamera – damals etwas ganz Besonderes, höchstens aus *James Bond* bekannt – überführte man ihn schließlich. Er wurde gefilmt, wie er nachts aus dem Eimer der Putzfrau Schmutzwasser in eine Spritze aufzog und einem Patienten injizierte, den ein Konkurrent operiert hatte. Zsolnay wurde fristlos entlassen und von der Staatsanwaltschaft angeklagt. Er machte Tabula rasa. Vor Prozessbeginn erhängte er sich in seinem alten Dienstzimmer in der Klinik. Sein Jaguar E-Type stand noch monatelang verwaist auf dem Parkplatz der Klinik. Wahrscheinlich hatte er keinen Besitzer mehr. Ich geriet in starke Versuchung, den Wagen aufzubrechen und zu klauen und schlich nachts immer wieder darum herum. Ehe ich jedoch meine halbkriminellen Gedankenspielereien in die Tat umsetzen konnte, war eines Morgens der Jaguar nicht mehr da. Als Beispiel für fehlgeleiteten Ehrgeiz werde ich Zsolnay nie vergessen.

Die ständige Anspannung, besonders in den operativen Fächern, entlädt sich in Klinikfesten mit alkoholischen Exzessen. Legendär waren die Weihnachtsfeiern mit Ärzten und Schwestern der Chirurgischen Abteilung der Universitätsklinik. So ein Fest begann ganz gesittet in einem Restaurant in Kliniknähe, damit auch die Diensthabenden, die eigentlich auf den Stationen sein sollten, daran teilnehmen konnten. Vorher hatten wir sichergestellt, dass der Dienstfunk auch bis ins Lokal reichte. Es wurde ausgiebig getafelt und getrunken, immer mehr geblödelt und gelacht, bis das Lokal schloss. Dann machte sich die schon reichlich animierte Gesellschaft auf den Weg ins Ärztekasino im obersten Stock der Chirurgischen Klinik. Für den Aufzug waren es zu viele, also zog die Prozession unter Absingen schmutziger Lieder das weite Treppenhaus über vier Etagen hoch. Der Lärm muss alle Patienten geweckt haben. Beschwerden nutzten nichts, da der Klinikdirektor selbst in der Horde war. Auf jeder Etage wurde der von der Verwaltung aufgestellte Christbaum aus seiner Verankerung gezogen und – wumms! – in das Treppenhaus fallen gelassen. Mit jedem erreichten Stockwerk entfaltete sich der Hall der im Erdgeschoss zerspringenden Christbaumkugeln schöner. Im Ärztekasino angelangt, machten wir uns über die vorher reichlich eingelagerten Alkoholvorräte her. Zu lautester Musik wurde getanzt, dass der Boden schwang. Die Ersten mussten kotzen und viele waren bereits abgetreten und nur noch Alkoholleichen. Das Licht wurde ausgemacht und der harte Kern trank und knutschte mit den Schwestern weiter oder zog sich mit ihnen in die Dienstzimmer zurück. Es war unbeschreiblich. Am nächsten Morgen dann um acht Uhr auf der Matte zu stehen, war Ehrensache. Kneifen war verpönt, egal wie schlecht es einem ging.

Mit Sex war in der Klinik viel los. Das ging meist ganz zwanglos und unverbindlich und überwiegend im Nachtdienst. Es war viel schlimmer als in den Ärzte-Schwestern-Schnulzenserien im Fernsehen. Im Nachtdienst fand ich einmal zwei rote Rosen auf meinem Bett. Ich wusste nicht, von wem die kamen, und stellte sie eher achtlos aufs Fensterbrett. Im nächsten Nachtdienst waren es keine Rosen, sondern zwei Krankenschwesternschülerinnen, die in meinem Bett lagen. Nackt. Es waren Zwillingsschwestern, die man kaum auseinanderhalten konnte. Sie kleideten sich stets gleich und trieben ein Wechselspielchen mit ihrer Identität und den Männern. Wahrscheinlich wussten sie manchmal selbst nicht mehr, wer gerade welche von beiden war. Auf jeden Fall waren sie sehr hübsch, ich hätte nie gedacht, dass die was von mir wollten. Es wurde ein flotter Dreier. Die Zwillinge waren ein eingespieltes Team. Offenbar machten sie so was öfter. Von ihnen waren auch die Rosen gewesen.

Auch die Silvesterfeiern hatten es in sich. Wenn gegen Mitternacht die ersten alkoholisierten Unfallopfer eintrafen, die immer wieder den gleichen Blödsinn mit Feuerwerkskörpern angestellt hatten, hatten wir Ärzte schon viel mehr getrunken als sie. Operiert haben wir trotzdem nicht schlecht. Bei den Silvesterfeiern wurde immer etwas ausgeheckt. Einmal war Oberarzt Dr. Kummer das Opfer. Er war korrekt, bieder, streng katholisch, trank wenig und schlug nie über die Stränge, besonders, was Frauen betraf. Operativ hatte er sich nach vielen Jahren ein ordentliches Niveau erarbeitet.

Es gibt drei Gruppen von Chirurgen. Da sind die Genialen: Sie brauchen nur einmal eine Operation zu sehen und können sie dann selbst perfekt ausführen. In jeder noch so verzwickten Situation finden sie einen Ausweg und eine Lösung. Dann gibt es die fleißigen Handwerker, die sich durch jahrelange Übung und stete Wiederholung ihre operative Fertigkeit erwerben. Die dritte Gruppe sind die mit zwei linken Händen, die für immer ungeschickt bleiben. Das Einzige, was man für sie tun kann, ist, ihnen so früh wie möglich das Skalpell aus der Hand zu nehmen, nötigenfalls mit Gewalt, damit sie kein Unheil anrichten.

Nun, Dr. Kummer gehörte zur zweiten Gruppe – dies um ihn zu charakterisieren. Er war kein Frauentyp und hatte schon in jungen Jahren wenig Haare und eine lächerliche Glatzenfrisur mit einer darübergelegten Haarsträhne, die er bei Gegenwind mit der Hand schützte. Bei der besagten Silvesterfeier hatten wir beschlossen, ihn besoffen zu machen und ihn gleichzeitig dazu zu bringen, mit einer Krankenschwester zu knutschen, was er nüchtern nie gemacht hätte. Es wurden Wetten abgeschlossen, dass das niemand schaffen würde. Alle prosteten ihm zu, auch der eingeweihte Chef, Kummer konnte nicht Nein sagen und sein Bierglas wurde nachgefüllt, schneller als er schauen konnte, dazwischen musste er Kurze kippen. Dass wir seine Abstinenz geknackt hatten, merkten wir, als er plötzlich redselig und laut wurde, ja zu singen begann. Jetzt war es Zeit für Schritt Nummer zwei. Die beiden hübschesten Schwestern setzten sich zu ihm und begannen, mit ihm zu schmusen. Er widersetzte sich nicht, küsste wie wild und konnte seine

Hände nicht mehr kontrollieren. Wir hielten das alles fotografisch fest, die Blitze störten ihn nicht im Geringsten, so blau war er. Als Krönung des Ganzen schnitt ihm derweil unten eine Schwester mit der Nagelschere beide Hosenbeine ab. Kummer merkte nichts. Am nächsten Morgen fuhr er bei klirrender Kälte mit kurzen Hosen nach Hause. Was er seiner Frau erzählte, kam nicht heraus. Er sprach wochenlang nicht mehr mit uns.

Zum Abschluss jeder Silvesterfeier wurde der jüngste Assistent, der Dienst hatte, hereingelegt. Es gab immer welche, die in der Klinik kein eigenes Zimmer hatten, aber auch nicht mehr nach Hause fahren wollten. Nur wo schlafen? Also ließen sie vom Pförtner den Ahnungslosen anfunken, er möge zu einem dringenden Fall in die TBC-Klinik, gemeinhin »Mottenburg«, kommen, die am anderen Ende des Klinikgeländes lag. Während sich der Ahnungslose auf den Weg durch die Kälte machte, enterten zwei alkoholgeschädigte Doktoren sein Dienstzimmer, schlossen es von innen ab und warfen sich zu zweit in sein Bett, um sofort einzuschlafen. Wenn der Diensthabende unverrichteter Dinge wieder zurückkam, fand er sein Dienstzimmer verrammelt vor. Hatte er Glück, konnte er die restliche Nacht auf einer Pritsche im Flur verbringen. Am nächsten Morgen standen alle um halb acht im Operationssaal. Grün im Gesicht, wie ausgekotzt und mit Kreislaufstörungen, aber Ehrensache.

Sollten Sie jemals in eine Klinik eingeliefert werden, kann ich Sie beruhigen. Heute sind die Verhältnisse nicht mehr so. Keiner rührt im Dienst auch nur ein Gläschen Bier an, jedenfalls meistens. Bei der heutigen Fließbandarbeit kann man sich das nicht mehr erlauben. Und Originale gibt es auch nicht mehr, leider. »Nichts mehr echt heutzutage, alles aus Plastik«, würde meine Oma sagen. Nur die brutalen Hierarchien, die funktionieren noch bestens.

Ein Kapitel für sich waren die ausländischen Ärzte in der Klinik. Es herrschte Ärztemangel und alle wurden genommen. Besonders die naiven Gutmenschen unter den Gesundheitspolitikern förderten die Ausbildung von Doktoren aus Entwicklungsländern. Die sollten nach Studium und Facharztabschluss dann wieder in ihre Heimatländer zurück und dort die Gesundheitsversorgung verbessern. Einmal auf den Geschmack gekommen und an den westlichen Lebensstil gewöhnt, blieben die Ärzte in Deutschland, ließen sich einbürgern und eröffneten lukrative Praxen. Da sie keinen Rückkehrkontrakt unterschrieben hatten, konnte sie niemand daran hindern. Wahrscheinlich hätte ich auch so gehandelt. In ihren Heimatländern blieb alles beim Alten und wir schickten brav auf unsere Kosten weiter medizinisches Personal dorthin, um das Ärgste zu verhüten.

Ein Balanceakt war die Zusammenarbeit mit den muslimischen Ärzten aus dem Orient. Sie waren einerseits freundlich und herzlich, von umwerfender Gastfreundschaft, wenn sie uns einluden und arabisch kochten. Ihre Sensibilität konnte aber auch groß sein und ihre Reaktionen schon mal unberechenbar. So ein Hitzkopf war Abu Salim, ein Palästinenser. Wir saßen zusammen im Ärztekasino. Zum Nachtisch gab es Apfelsinen, die für alle in einer Schüssel auf dem Tisch standen. Abu Salim stand plötzlich auf, nahm die Schüssel mit den Apfelsinen, ging ganz langsam zum Fenster, öffnete es und kippte die Apfelsinen aus dem sechsten Stockwerk auf die Straße. Die Orangen flogen als stumme Zeugen eines für uns nicht lösbaren Konflikts durch die Luft, bis sie auf der Straße zerplatzten. Dann stellte Abu Salim die Schüssel wieder auf den Tisch und sagte nur lakonisch: »Auf den Apfelsinen steht Jaffa, die sind aus Israel«, drehte sich um und verschwand. Uns blieb die Spucke weg. Wir machten keine große Schau daraus, holten neue Apfelsinen und gingen wieder zur Tagesordnung über.

Deutsch konnten sie allesamt schlecht sprechen und noch schlechter schreiben. Mit den Arztberichten waren sie daher immer arg im Rückstand. Wenn der Hausarzt nach fünf Wochen immer noch keinen Bericht hatte, beschwerte er sich und es gab ein Donnerwetter vom Chef. Das nutzte ich zu meinem Vorteil aus.

Ich schrieb den ausländischen Ärzten die Arztberichte im Akkord. Gegen gute Bezahlung natürlich. Geld hatten sie immer reichlich, aus allen möglichen Geschäften in ihren Heimatländern.

Beliebt bei den Ärzten aus den arabischen Emiraten war eine Bürgschaft für Fremdarbeiter, meist Inder oder Philippinos, die ohne Bürgen nicht arbeiten dürfen. Man kann für bis zu zehn Immigranten bürgen. Die armen Schweine müssen von ihrem kargen Lohn dem Bürgen monatlich 100 Dollar abgeben. So hatten die Ärzte zusätzlich zu ihrem Gehalt auch noch 1.000 Dollar im Monat. Die kamen seltsamerweise immer in bar und in braunen Umschlägen an. Uns armen Assistenzärzten gingen die Augen über, wenn die orientalischen Kollegen die braunen Umschläge in der Mittagspause öffneten und lässig die Dollars zählten. Und ein Dollar war damals noch vier D-Mark wert!

Viele hatten neben ihrem Arztberuf in ihrer Heimat Nähereien. Sie steuerten diese Betriebe mit der Hilfe von Verwandten aus der Ferne. Hin und wieder schenkten sie uns eine von diesen weiten, nachthemdartigen weißen Tuniken. Sehr angenehm als Hauskleidung im Sommer mit nichts drunter – let him swing! Vermutlich fühlen sich die arabischen Männer damit genauso.

Mit irgendetwas handelten alle, von Teppichen bis zu Transistorradios. Manchmal fiel auch für uns davon ein Schnäppchen ab. Hamid, ein Chirurg aus Afghanistan, hatte zwei gut gehende Apotheken in Kabul.

»Du bist doch kein Apotheker?«, fragte ich ihn.

»In Afghanistan brauchst du nur ein paar Hundert Dollar und den richtigen Beamten, dann wirst du in einer Stunde Apotheker, mit Diplom und allem, was dazugehört«, antwortete er. Geschäfte machte er vor allem mit dem Ankauf von abgelaufenen Antibiotika aus aller Welt. Die wurden umetikettiert oder sogar noch verdünnt und dann in Afghanistan verkauft. Er beschiss also seine eigenen Landsleute. Ansonsten war er ein netter Kerl und erzählte mir viel von seinem Land. Damals gab es den Afghanistan-Konflikt noch nicht, weder Russen noch Amis waren dort und man hörte und las nichts über das Land. Informationen lieferte höchstens der Roman *Karawanen der Nacht* von James A. Michener (lesenwert!). Hamid war schon im Alter von zwölf Jahren mit einer Zehnjährigen verheiratet worden, um eine Stammesfehde beizulegen. Als Sohn eines Großgrundbesitzers studierte er später Medizin in Kabul und sollte als Arzt in sein bis dahin nicht medizinisch versorgtes Gebiet zurückkehren. Aus religiösen Gründen dürfen Medizinstudenten in Afghanistan keine Leichen sezieren. Ihre Anatomiekenntnisse stammten nur aus Büchern und waren dementsprechend dürftig. Hamid hatte sich ausgerechnet die Chirurgie als Fach ausgesucht. Beim Operieren wusste er manchmal wirklich nicht, wo genau im Körper des Patienten er sich gerade befand.

In seiner Stammesregion wurden die Verstorbenen auf Geiertürmen ausgelegt. Die Riesenvögel stürzten sich auf die Leichen, hackten alles sauber ab und zertrümmerten sogar die Knochen, um ans Mark zu kommen. Zum Sezieren durften aber keine Leichen abgezweigt werden.

Aus Hamids Ehe gingen nur schwerstbehinderte Kinder hervor. Mit seiner Frau verstand er sich nicht. Also nutzte er einen Auslandsaufenthalt und blieb in Deutschland. Hier heiratete er wieder. Da er aus Afghanistan keine Heiratsurkunde hatte, galt er als ledig. Durch die Heirat erhielt er eine Daueraufenthaltserlaubnis. So einfach ist das. Nur nach Afghanistan traute er sich nie wieder, da er die Blutrache des Clans der Schwiegereltern fürchtete.

Später, als ich schon Chefarzt war, hatte ich einen Assistenzarzt aus Dubai, Abdullah Al-Mahmood. Als er seine Arbeit aufnahm, kam sein Vater aus Dubai geflogen, ein würdiger alter Herr und Koranlehrer. Er lud mich und seinen Sohn zum Essen in ein Luxusrestaurant ein – meine Frau war sauer, dass sie nicht mitdurfte, aber auch Abdullahs Mutter musste in ihrem Hotelzimmer bleiben – und erkundigte sich ausführlich nach der Ausbildung seines Sohnes. Am Ende des Abends wurde er feierlich, überreichte mir eine goldene Armbanduhr und erklärte mir, dass ich für die Dauer der Ausbildung bei Abdullah seine Vaterstelle vertreten müsse. Dann sprach er arabische Formeln, für mich natürlich unverständlich, und bestätigte mir, dass ich nun das Züchtigungsrecht für meinen neuen »Sohn« hätte. Ich sollte ihm ohne Hemmungen öfter mal eine runterhauen, das bräuchte er und wäre es auch gewohnt.

Heruntergehauen habe ich ihm natürlich keine. Abdullah hätte aber hin und wieder einen Tritt in den Hintern gebraucht. Er war immer müde, obwohl er keine harten Nächte hatte, keinen Alkohol trank und auch vom Nachtdienst in der Klinik befreit war. Sein wichtigstes Requisit waren drei Stühle, die er sich sofort nach Beendigung des Operationsprogramms zusammensuchte und in sein winziges Arztzimmer schleppte. Darauf legte er eine Decke und dann sich selbst und schlief in Rekordgeschwindigkeit ein.

Aber auch unter den deutschen Ärzten gab es faule Hunde. Einer von ihnen war Dr. Wiedemann, ein flotter Typ und Motorradfahrer. Er fuhr immer mit dem Motorrad in Urlaub, bis er sich in Spanien in der Sierra Nevada überschlug und auf der Stelle tot war. Unter Zeugen räumten wir das Zimmer mit seinen Habseligkeiten auf. Als wir seinen Schrank öffneten, fanden wir kaum Privatsachen, aber über hundert unerledigte Krankenblätter, die uns wie eine Lawine entgegenrutschten. Verdammter Mist! Die Krankenblätter wurden uns vom Chef zur Erledigung aufgebrummt, gleichmäßig verteilt natürlich. Die Glücklichen hatten die leichteren Fälle, die weniger glücklichen hatten Krankenblätter von der Dicke eines Lexikons. Was dabei herauskommt, wenn man die Geschichte eines einem selbst unbekannten Patienten rekonstruieren muss, kann man sich vorstellen.

Da ich als Assistenzarzt an einer Universitätsklinik trotz vieler Nachtdienste nur ein mickriges Gehalt verdiente – jedenfalls zu wenig für mich, meine Frau und zwei Kinder –, suchte ich nach einem Nebenverdienst. Ich fand ihn in den Wochenendvertretungen.

Damit hat es Folgendes auf sich: In einer Praxis niedergelassene Ärzte müssen nach einem Plan der zuständigen Ärztekammer regelmäßig an den Wochenenden Notfalldienst machen. Saturierte Ärzte – damals verdienten die Niedergelassenen noch sehr gut und waren binnen weniger Jahre finanziell unabhängig – »verkauften« ihre Wochenenddienste. Die armen Schlucker aus den Krankenhäusern stürzten sich darauf. Für ein Wochenende war der Standardtarif 500 D-Mark. Mit Verhandlungsgeschick konnte man auch 600 herausschlagen. Dafür musste man 48 Stunden, von Samstag früh bis Montag früh in der Praxis anwesend sein. Meist konnte man nur auf einer unbequemen Untersuchungsliege schlafen. Kam ein Anruf, notierte man die Daten und machte einen Hausbesuch. Handys gab es noch nicht. Also hetzte man nach einem Einsatz wieder zurück in die Praxis, um den Anrufbeantworter abzuhören, ob eine neue Anforderung vorlag. Montag früh war man völlig geschafft. Dabei stand einem die ganz normale Arbeit des Montags in der Klinik erst noch bevor. Es war schon selbstzerstörerisch.

Durch die Wochenendvertretungen habe ich viel Erfahrung in der praktischen Medizin sammeln können. Ich lernte, flott zu arbeiten. Manchmal wurde das aber übertrieben. Kennen Sie das »Kassendreieck«? Es entsteht, wenn der Patient die obersten zwei Hemdknöpfe öffnet. In diesem Dreieck können die wichtigsten inneren Organe abgehört werden, ohne dass der Patient sich ausziehen muss. Das würde den Arzt zu viel Zeit kosten!

Auf Dauer wäre die Arbeit in einer Praxis nichts für mich gewesen, ich wollte operieren dürfen. Auch störte mich das oft unsinnige Abrechnungssystem mit den Krankenkassen, das nicht unbedingt fördert, dass das Zweckmäßige und Notwendige getan wird – vom Besten für den Patienten ganz zu schweigen! Ich unterhielt mich öfter mit den niedergelassenen Ärzten, die ich am Wochenende vertrat. Sie haben eine eigenartige Mentalität und jammern gern über ihre unmenschliche Überlastung. Das mag so sein. Kommt aber die Quartalsabrechnung zurück und sie haben zwanzig Patienten weniger als im Vorquartal, bricht der Verarmungswahn aus und sie legen bei der Arbeit noch einen Zahn zu. Heute bekommen Ärzte für verschiedene Kassenleistungen jeweils ein bestimmtes Budget von der Krankenkasse zugeteilt und die Abrechnung erfolgt vollständig computerisiert. Mit kleinen Zusatzprogrammen kann der Arzt genau austüfteln, wo er schon über dem Schnitt liegt – wo er also fortan weniger ausgeben darf, weil er diese Kosten sonst nicht erstattet bekommt – und bei welchen Leistungen noch »Luft nach oben« ist. Ich kenne Kollegen, die jeden Abend dieses Spielchen machen und die Diagnostik und Therapie des nächsten Tages danach ausrichten. Schrecklich! Und nichts für mich.

Bei den niedergelassenen Ärzten ist also auch nicht alles Gold, was glänzt. Die Kollegen neiden dem anderen jeden Patienten und beobachten einander argwöhnisch. »Kollege« ist oftmals zum Schimpfwort degeneriert. Ich kenne einen solchen »Kollegen« – seinen Namen nenne ich nicht einmal als Pseudonym –, der nachts mit hochgeschlagenem Mantelkragen und mit einer Taschenlampe als Rächer um die Praxen seiner Konkurrenten in der Umgebung schlich. Was machte er? Er vermaß mit dem Lineal die Praxisschilder, deren erlaubtes Maß von der Ärztekammer vorgegeben wird. Und wehe, er entdeckte ein Schild, das auch nur einen Zentimeter zu groß war. Sofortige Anzeige bei der Ärztekammer! Und die musste, kraft der Statuten, diesem Unsinn nachgehen. So mancher Mediziner wünscht diesem »lieben Kollegen«, der auch andere Schikanen auf Lager hatte, noch heute die Pest an den Hals.

Wer in der Krankenhausmedizin Karriere machen will, muss an eine Universitätsklinik. Wer weder Professor noch Chefarzt werden will, geht besser an ein kleineres Krankenhaus. Dort lernt er mehr, vor allem in der Praxis. Die Facharztausbildung an einer Universitätsklinik lohnt sich nur, wenn man sich habilitiert. Am rationellsten macht man das schon während der Facharztausbildung. Man sucht sich ein Thema – wenn man clever ist, eines, von dem kaum ein Mediziner etwas versteht – und forscht fortan mit Scheuklappen nur noch auf diesem Gebiet. Die Ergebnisse muss man in Minihäppchen aufteilen, künstlich aufblasen und aus jedem eine neue Publikation machen. »Wer schreibt, der bleibt« gilt immer noch.

Ohne die Habilitation kriegt man kaum eine Chefarztstelle. Mit ihr geht es meistens glatt. Hauptsache habilitiert, auch wenn man dafür nur im Keller der Universität Erbsen gezählt hat und zum Operieren zwei linke Hände besitzt. Aus meiner Zeit als Chefarzt in einem Provinzkrankenhaus kann ich mich an schlotternde, gerade eben gewählte, künftig habilitierte Chefärzte erinnern, die mich händeringend vor Antritt ihrer Stelle um einen Operations-Schnellkurs baten. Wenn sie daran dachten, von nun an große Eingriffe selbstständig durchführen zu müssen, nachdem sie jahrelang nur im Labor bei Ratten den Blutdruck gemessen hatten, wurde ihnen speiübel. Da wir ein riesiges Operationsgut hatten, größer als so manche Uniklinik, war das kein Problem. Und – Manus manum lavat – es blieben angenehmerweise noch ein paar schwarz verdiente Tausender bei mir hängen.

Eine besondere Spezies unter den Assistenten in der Facharztausbildung an einer Universitätsklinik ist der Privatassistent. Zum Privatassistenten wird man vom Chef ernannt. Widerspruch gibt es nicht. Die Aufgaben des Privatassistenten: dem Professor in der Vorlesung die Dias schieben – heute wären das natürlich die PowerPoint-Präsentationen – und die Privatstation leiten.

Die Privatstation leiten bedeutet, immer vorauszuahnen, wann der Alte Visite machen will – selbst zu den ausgefallensten Zeiten – und dann selbstverständlich präsent zu sein. Die Daten und Werte aller Patienten muss man abrufbereit im Kopf haben, Ablesen gilt nicht. Viel schwieriger ist es, die ausgefallenen Wünsche der Patienten zu erfüllen, dabei fühlt man sich mehr als Lakai denn als Mediziner. Oder würden Sie gern für einen reichen, alten, kaum deutsch sprechenden ausländischen Privatpatienten des Chefs in einem Schuhgeschäft Pantoffeln fürs Krankenhaus besorgen und die dann auch noch zweimal umtauschen müssen? Entwürdigend, aber unumgänglich, wenn man es in der Uniklinik zu etwas bringen will. Auch ich wurde für ein halbes Jahr zum Privatassistenten »ernannt«. Der Chef betrachtete das als Auszeichnung und Privileg. Dass es mich medizinisch nicht weiterbrachte, interessierte ihn nicht.

Die schwierigsten Patienten waren arabische und israelische. Anspruchsvoll, launisch und stimmungslabil, mit ständig neuen Wünschen auf Lager. Dazu kamen die Verständigungsprobleme. Der von den Botschaften gestellte Dolmetscher war nicht ständig anwesend, ersatzweise hatte ich mir ein deutsch-arabisches Wörterbuch besorgt. Die Patienten konnten auf die Schriftzeichen deuten und ich las die deutsche Entsprechung. Trotzdem kam es immer wieder zu Missverständnissen. Ein Patient aus Libyen war am Hoden operiert worden. Es ging ihm gut. Am Abend des Operationstages wiederholte er immer wieder die gleichen, mir unverständlichen Parolen. Also musste das Wörterbuch ran. Schnell war die Übersetzung klar: »Rührei.« Die Stationsschwester maulte, da es nicht ihre Aufgabe war, am Abend Rührei zuzubereiten, aber sie machte es. Mit einer ausladenden Geste schob der Libyer das Rührei zur Seite. Wir machten ihm Spiegeleier – der gleiche Effekt. Da sein Gestikulieren nicht endete, musste ich in der Nacht doch noch den Dolmetscher organisieren. Der klärte die Situation im Nu. Der Patient hätte nur wissen wollen, ob die Operation am Hoden erfolgreich gewesen sei oder ob er jetzt ein »Rührei« habe. Der Dolmetscher beruhigte den Patienten und zog wieder ab. Wir lachten uns kaputt – natürlich nicht vor dem Patienten – und hatten gegen Mitternacht endlich Ruhe.

Von Moslems und Juden wurden die Essensvorschriften immer streng eingehalten. Wenn sie versehentlich Schweinefleisch bekamen, würgten sie theatralisch und versuchten, es auszukotzen. Am nächsten Tag kam unter Garantie eine Beschwerde des Botschafters und der Zorn des Chefs entlud sich schließlich auf dem armen Privatassistenten. Als ob der auch noch das Essen kontrollieren könnte! Später waren wir raffinierter. Schweinebraten wurde den Moslems als gemästeter Truthahn verkauft. Es schmeckte ihnen ganz ausgezeichnet. Auch Salami als Geflügelwurst führte nicht zu Übelkeit oder der Rache Allahs. Große Abscheu unter Einsatz schrecklicher Grimassen zeigten die nahöstlichen Nachbarn vor Alkohol in jeder Form. Was sie jedoch nicht daran hinderte, sobald es ihnen besser ging, die Kirmes zu besuchen. Auf rätselhafte Weise bekamen sie von derartigen Veranstaltungen Wind, auch wenn sie kein Wort Deutsch oder Englisch verstanden. Gegen Morgen kamen sie dann sternhagelvoll mit einer Alkoholfahne zurück und waren begeistert. Von den deutschen Sitten und Gebräuchen und den Mädchen, die sich offenbar ganz anders verhielten als die im Orient.

Privatassistent zu sein bedeutete aber auch, ein halbes oder ganzes Jahr nicht in den Operationssaal zu kommen. Auf dem Weg zum Facharzt dreimal aussetzen! Wie bei Monopoly. Dagegen zu protestieren wäre sinnlos gewesen. Der Repressionsmechanismus würde nur noch restriktiver greifen: sechsmal aussetzen!

Als Privatassistent habe ich allerdings auch viele Prominente kennengelernt, die mir später nützlich waren. Mit dem Chef flog ich in exotische Länder, wo er VIPs operierte und wo ich hofiert und bedient wurde, als ob ich selbst der Chef gewesen wäre. Nicht nur in den arabischen Ländern, auch in der Sowjetunion war die Betreuung fantastisch, wenn Parteibonzen operiert wurden. Es mangelte an nichts: modern eingerichtete Krankenhäuser, Technik aus den USA, feinste Delikatessen, Spirituosen im Überfluss und Luxushotels. Das Ganze wurde gekrönt von einer Freundlichkeit und altmodisch anmutenden Höflichkeit, die ich mitten im Kalten Krieg nicht erwartet hätte. Man brauchte sich um nichts zu kümmern, wurde chauffiert und herumgeführt. Auf diese Weise bekam man aber auch nicht den kleinsten Zipfel des Alltagslebens in der Sowjetunion mit. Sei's drum, die Erinnerungen sind stark, auch an den Alkoholkonsum.

Die Reisen lockerten den harten Alltag etwas auf, der sich bald nach der Rückkehr wieder einstellte. Neben unserer medizinischen Tätigkeit waren wir in zahllosen Gremien und Ausschüssen beschäftigt. Glauben Sie nur ja nicht, dass es bei den Sitzungen in der Universität anders zugeht als im Sportverein oder bei den Kaninchenzüchtern. Selbst Professoren ergehen sich bei Sitzungen in kleinlichem Gezänk, können austeilen wie die Boxer, aber nichts einstecken. Empfindliche Primadonnen sind sie. Intrigen werden gesponnen und Koalitionen quer durch alle Fächer geschmiedet. »Hilfst du mir, dann helfe ich dir« bringt sogar Internisten und Chirurgen zusammen, die sich üblicherweise verachten. (Wie grüßt der Internist den Chirurgen? Die Kunst grüßt das Handwerk.) Am schlimmsten sind die, die sich gern selbst reden hören und kein Ende finden. Ist bei einer endlos langen Sitzung im Prinzip alles geregelt, melden sie sich zu Wort und rollen alles umständlich noch mal auf, mit Wenn und Aber und vielen Bedenken. Selbst durch grobe Zwischenrufe lassen sie sich nicht bremsen und holen immer weiter aus.

Die Professoren sind ein eitler Haufen. Am liebsten verleihen sie sich gegenseitig Urkunden, Ehrenmitgliedschaften, Orden und Medaillen, möglichst an exklusiven Kongressorten, dabei blühen sie richtig auf und freuen sich wie kleine Kinder über ein Spielzeug. Die Ehrendoktorwürden müssen dann natürlich aufs Briefpapier, auch wenn fünfmal »Dr.« vor dem Namen dämlich aussieht. Die Mitgliedschaften in diversen Vereinigungen werden stets erwähnt, auch wenn sich dahinter nichts als Gschaftlhuberei verbirgt. Und dann erst die Gesellschaftsabende bei den Kongressen – spießiges Grauen! Die Kapazitäten in Begleitung der Damen. Früher waren es die Ehefrauen. Heute sind es immer noch die Ehefrauen, aber meist die zweite oder dritte Garnitur und entsprechend jünger. Schreckliche Zicken darunter. Ich erinnere mich an einen Skiurlaub – von einer Pharmafirma gesponsert und bezahlt bis zum letzten Drink an der Bar, sogar die »Leihski« durfte man am Ende mitnehmen –, bei dem sich eine Professorengattin beim Hotelier lautstark beschwerte, dass ihre Skischuhe morgens nicht genug aufgewärmt waren. Ich schämte mich für sie und die gesamte Zunft der Ärzte.

Viele Universitätskapazitäten sind mit diesen Aktivitäten so beschäftigt, dass sie überhaupt nicht mehr mitkriegen, wenn in ihrer Klinik alles drunter und drüber geht, dass nicht einmal die einfachste Anmeldung klappt und alle machen, was sie wollen. Am meisten leiden die Patienten darunter, aber mit einer guten Patientenbetreuung kann man auf keinem Kongress glänzen. Die Patienten werden erst dann wichtig und hofiert, wenn man sie für eine Studie braucht. Und in der heutigen evidenzbasierten Medizin braucht man ständig Patienten für Studien — ohne Studien geht nichts mehr. Hätte es schon immer Zwang zu Studien gegeben, ich glaube, dann wären wir in der Medizin auf einem Stand von vor zirka zweihundert oder dreihundert Jahren. All die heroischen Medizinpioniere hätten erst vor einer Ethikkommission antanzen und auf deren positives Votum hoffen müssen. Im positiven Fall wäre ein bürokratischer Slalom gefolgt, ehe sie ihre brillanten Ideen hätten verwirklichen können. Billroth hätte seine Magenresektion sicher nicht durchgekriegt und Forssmann, der Erfinder des Herzkatheters im Selbstversuch, wäre eiskalt abgeblitzt. (Forssmann hat natürlich den Selbstversuch durchgeführt und der befürchtete Herzstillstand ist nicht eingetreten. Sein Chef Sauerbruch bekam davon Wind und hat ihn rausgeschmissen, mit der Begründung, dass *so etwas* in den Zirkus, aber nicht in eine deutsche Universitätsklinik gehöre. Aber da war es schon passiert und die röntgenologische Darstellung des Herzens mittels Katheter war nicht mehr aufzuhalten.)

Heute legen die medizinischen Zulassungsbehörden die Messlatte immer höher, immer mehr Tests werden verlangt, damit ein neues Medikament oder eine neue Therapie zugelassen werden können. Die Unterlagen für nur ein einziges neues Medikament füllten vor dreißig Jahren einen Aktenordner, heute locker einen Laster mit Anhänger. Von allen Seiten wird auf absolute Arzneimittelsicherheit gepocht, aber Tests an Menschen werden abgelehnt, ja geradezu verteufelt. Wie sich dieser Widerspruch auflösen soll, weiß der Geier. Nur die globalisierten Kapitalisten haben schon einen Ausweg gefunden: Medikamententests an Menschen werden praktisch nur noch in Entwicklungsländern durchgeführt. Dort ist es billiger, die gesetzlichen Vorschriften sind lasch und die armen Teufel nehmen für ein paar Dollar jedes Risiko auf sich.

Gott sei Dank bin ich pensioniert.

8

Mit dem Motorrad zur Visite

Professor Mesmann war ein harter Hund, wie viele Chirurgen, die ihre Ausbildung im Krieg erhalten hatten. Jetzt war er Ordinarius der Urologischen Universitätsklinik, als Kapazität bekannt und unumschränkter Herrscher in seinem Reich.

Durch diverse Beziehungen bekam ich einen Vorstellungstermin bei ihm. Er war von mittlerer Statur, mit weißem Haarkranz und rot geädertem Gesicht. Seine braunen Schuhe waren teure Budapester, »old english«, wie ich mit einem unauffälligen Blick nach unten registrierte. Überhaupt nicht zu ihm passte das billige Nyltesthemd. Das waren die typischen Nylonhemden der Lower Class der Fünfziger- und Sechzigerjahre. Sie waren bügelfrei, trockneten schnell und rochen unter den Achseln auch nach dem Waschen noch nach Schweiß.

Auf jeden Fall war Mesmann einer von jenen Menschen, die schon beim Eintreten in einen Raum Autorität verbreiten, noch ehe sie ein Wort gesagt haben. Mesmann verbreitete aber noch etwas – Angst, und damit regierte er seine Klinik.

Er musterte kurz meine Zeugnisse: »Die sind ja recht ordentlich«, und dann polterte er los: »Warum kommen Sie, Herr Anibas? Hat Ihnen denn niemand gesagt, dass ich nur fertige Chirurgen brauchen kann? Wer bei mir mit der Urologie beginnen will, muss vorher seinen Facharzt für Chirurgie machen und schon operieren können. Ich habe keine Lust und keine Zeit, irgendwelchen Deppen das Operieren beizubringen. Also von mir aus melden Sie sich in sechs Jahren nochmals. Auf Wiedersehen!« Und schon war ich draußen.

Im Geist addierte ich: vier Jahre Volksschule, acht Jahre Gymnasium, sieben Jahre Medizinstudium, sechs Jahre für den Chirurgiefacharzt und fünf für die Urologie. Wenigstens dauerte es danach nicht mehr lange bis zur Pension.

Exakt sechs Jahre später stand ich wieder im Zimmer von Mesmann. Diesmal war er wesentlich freundlicher und in wenigen Minuten hatte ich meine Stelle. Mesmann gab mir zum Abschied die Hand mit den Worten: »Und, Anibas, in den ersten drei Monaten Augen auf und Mund zu, dann wissen Sie, wie's in meiner Klinik läuft.« Es hörte sich an, als sei die Universitätsklinik sein Privateigentum.

Als gestandener Facharzt für Chirurgie mit großem Fachwissen musste ich nun nochmals wie ein Lehrling ganz von unten anfangen. Das stand man nur durch, wenn man an die große Macht, den Nimbus und das viele Moos dachte, die einem dadurch später als Chefarzt zufallen würden.

Im Zimmer von Professor Mesmann konnte man nur stehen, genauer gesagt, man durfte nur stehen. Egal, wie lange die tägliche Besprechung dauerte, alle standen. Es war so Usus und keiner wagte, das Tabu zu brechen. Der Chef saß hinter seinem gewaltigen antiken Schreibtisch und wir standen. Wir, das waren Assistenzärzte, Fachärzte und Oberärzte, davon zwei selbst schon Professoren. Das Zimmer des Alten war mit üppigen Polstergarnituren ausgestattet, aber wir mussten stehen und blickten nur sehnsüchtig auf die bequemen Polstersessel.

Die Besprechung bei Mesmann konnte kurz sein: »Was gibt es Besonderes in der Klinik, meine Herren? Wie ich sehe nichts. Auf Wiedersehen.«

Wenn er aber keine Lust hatte, nach Hause zu gehen, und das war häufig der Fall, konnte er auch drei Stunden von seinen Kriegserlebnissen erzählen. Danach war man gerädert. Die Füße schmerzten, man kam nicht schnell genug aufs Klo, um endlich zu pinkeln, und die Kriegserlebnisse kannte man zum Überdruss.

Über Arbeitszeitregelungen setzte sich Mesmann nonchalant hinweg. Die Fünftagewoche war längst eingeführt, trotzdem mussten alle Ärzte am Samstag um neun Uhr zur Klinikbesprechung antanzen. So an die 15 Doktoren versammelten sich im Vorzimmer – die Sekretärin war ja nicht da, für sie galt selbstverständlich die Fünftagewoche – und warteten. Gegen Viertel nach neun wagte der älteste Oberarzt, selbst schon Professor, einen ersten Blick durchs Schlüsselloch.

»Der Chef liest den *Bayernkurier* und ist schon ziemlich weit«, verkündete er uns.

Das ließ hoffen. Um halb zehn bat uns Mesmann dann in sein Zimmer. Je nach seiner Laune konnte, wie gesagt, die Besprechung kurz und schmerzlos oder lang und fürchterlich werden. Wenn man während der Woche nicht gespurt hatte, kam die gefürchtete rechte, zweitoberste Schreibtischschublade zum Einsatz. Darin waren die Unterlagen der Bewerber für eine Stelle aufbewahrt. Mesmann zog die Schublade auf, blätterte in den Bewerbungsunterlagen und wir warteten gespannt, wen es diesmal treffen würde.

»Anibas, kommen Sie einmal herum und sehen Sie, was ich hier habe: Dreißig Bewerbungen, alles gute Leute, vielleicht ist ein neuer Sauerbruch darunter.«

Und nun wurde seine Stimme laut: »Und Sie versperren ihm den Weg.«

Das saß. Mit hochroter Bombe verdrückte ich mich in die letzte Reihe und überlegte, was den Zorn des Chefs verursacht haben könnte. Nicht deutlich zu sagen, worum es ging, was man seiner Meinung nach ausgefressen hatte, war Teil seiner subtilen Terrorstrategie.

Auch bei den Arztbriefen heizte einem der Alte ein. Alle mussten vom Chef gegengezeichnet werden. Korrigieren mochte er nicht. War der Brief seiner Meinung nach schlecht, so kam er mit dem Vermerk zurück: »In diesem Brief sind drei orthografische Fehler. Suchen Sie diese!« Der alte Fuchs machte sich natürlich seine Vermerke und kontrollierte, ob man die Fehler gefunden und die Korrekturen bei der Wiedervorlage auch wirklich eingearbeitet hatte.

War Mesmann schlecht gelaunt, parkte er seinen Mercedes SL in der Ausfahrt des Ärzteparkplatzes der Klinik. Straßensperre, keiner konnte mehr weg, bevor nicht auch der Chef nach Hause fuhr. Aber keiner wagte, auch nur ein Wort zu sagen oder um Ausfahrt zu bitten. Die Antwort wäre voraussehbar gewesen: »Anibas, Sie haben seit vier Monaten keine wissenschaftliche Publikation mehr vorgelegt, Sie müssen mehr und länger in der Klinik arbeiten.« Basta.

Es war eine harte Schule. Persönliche Beleidigungen waren an der Tagesordnung. Immer wieder verglich Mesmann uns Ärzte mit Affen: »Aber die halten beim Operieren die Haken besser als ihr und begnügen sich überdies mit einer Banane am Tag.« Für Mesmann war es unbegreiflich, dass Assistenzärzte tatsächlich ein Gehalt bekamen.

»Eigentlich müsstet ihr *mir* eine Menge bezahlen, dass ihr meine Tricks beim Operieren abgucken dürft«, war seine ständige Rede. Und das meinte er ernst. Überhaupt hatte er für die finanziellen Probleme seiner Mitarbeiter keine Ader.

Mesmann war Jäger, jagte aber nicht gern alleine und suchte für seine Jagdreisen immer Begleiter. Besonders sauer war er, dass ihn niemand in die Mongolei begleiten wollte, um ein Argali-Schaf zu erlegen – bei getrennter Kasse natürlich. Dass sich keiner den Abschuss dieses Viehs für 10.000 US-Dollar leisten konnte, kam ihm nicht in den Sinn. Und damals kostete der Dollar zudem noch vier D-Mark, einfach unerschwinglich für einen Assistenzarzt. Der Chef lamentierte also weiter über die ihm bevorstehende einsame Reise in die Mongolei. Das beschäftigte ihn mehr als alle Patienten der Klinik.

Die Jagd war einer der Dreh- und Angelpunkte der Universitätsklinik für Urologie. Wer etwas werden wollte, musste den Jagd-
schein machen und dann den Chef am Wochenende in seine
Privatjagd begleiten. Es existierten zwei Dienstpläne, der offizielle
für die Klinik und ein weiterer für die Jagdbegleitung des Chefs.
Ein Dienst in der Klinik mitsamt allen Notfällen und nächtlichen
Störungen war weniger anstrengend als ein Jagdwochenende. War
keiner freiwillig bereit, mit dem Chef zur Jagd zu fahren, wurde
gelost. Das Ergebnis war bindend. Gesoffen wurde an diesen Jagdwochenenden von Anfang an, immer Bier und Schnaps, Mesmann
vertrug eine Menge und man musste mithalten. Er schleppte einen
den ganzen Tag durchs Revier oder setzte einen auf einem eis-
kalten, zugigen Hochsitz ab, von dem man sich nicht entfernen
durfte, bis er einen in der Dunkelheit wieder abholte und dann
maulte, warum man denn den Zwölfender, der doch *immer* an
diesem Hochsitz vorbeikäme, nicht gesehen habe. Mesmann stand
oft hinter einem, wenn man mit der Flinte auf Fasane anlegte,
und kommentierte auf ätzende Art und Weise die Fehlschüsse.
»Anibas, wenn ich so geschossen hätte, als ich in Afrika dem ver-
letzten Büffel gegenüberstand, wäre ich jetzt nicht mehr hier.«
Es war die Fortsetzung des Klinikterrors auf einem anderen
Feld. Von der Jagd ausgeschlossen wurde lediglich der stark kurz-
sichtige Oberarzt Peters. Er schaffte es, bei einer Treibjagd auf
Niederwild zwei Rehe zu schießen, die er für Hasen hielt. Am
Abend dieser Jagd wurde Peters abgefüllt. Er war so blau, dass
er in der Gastwirtschaft die Treppe zur Toilette hinabstürzte und
sich beide Knöchel brach. Er war daraufhin für alle Zeit von den
Jagdverpflichtungen befreit.
Einen einzigen Vorteil hatten die Jagdwochenenden: Bei ausreichend hohem Alkoholpegel wurde Mesmann weich und man
konnte ihm Zugeständnisse für die Klinik abluchsen, mal etwas
Besonderes operieren zu dürfen oder auf eine andere Station zu
kommen, nachdem man als Privatassistent ein halbes Jahr keinen

Operationssaal mehr von innen gesehen hatte. An die Zusagen hielt sich Mesmann immer, auch wenn sie im Vollrausch erfolgten. Nach einem solchen Wochenende war man noch drei Tage benommen, konnte wenig essen und keinen Alkohol mehr sehen. Dem Alten dagegen schien das nichts auszumachen.

Mesmann hing an Arno, seinem Jagdhund, einem Deutsch-Kurzhaar. Nur war Arno so alt und rheumatisch, dass es ihm Mühe machte, überhaupt aufzustehen und humpelnd bis an seinen Fressnapf zu kommen. Damals kam Indometacin auf, ein potentes Antirheumatikum. Vor jeder Treibjagd erhielt Arno eine Menschendosis Indometacin, also eine vierfache Überdosierung. Zwei Assistenzärzte hielten den Hund fest, Dettmar stopfte ihm mehrere Kapseln Indometacin ins Maul und hielt die Schnauze so lange zu, bis er geschluckt hatte. Wer einen Hund hat, kennt das. Für einen Tag war Arno damit schnell wie der Blitz, um danach wieder in seine rheumatische Lethargie zurückzufallen.

Eines Tages brachte Mesmann Arno mit in die Klinik. Das war ganz ungewöhnlich. Der Grund war folgender: Arno hatte Hämorrhoiden. Deshalb war an diesem Tag nur ein kleines Operationsprogramm angesetzt, danach wurde der Hund von einer Starmannschaft operiert. Narkose machte der Ordinarius für Anästhesie, die Assistenz der Ordinarius für Chirurgie und Mesmann schwang das Skalpell. Nach der Operation gingen die Herren in ein feines Restaurant speisen, während der jüngste Assistent abkommandiert wurde, um im Aufwachraum der Klinik bis zum Abend auf den Hund aufzupassen. Damals war so etwas noch möglich. Bei Arno traten die Hämorrhoiden übrigens bald wieder auf.

In einer Universitätsklinik ist man dem Chef vollkommen ausgeliefert, wie ein Leibeigener oder noch besser ein Sklave. Durch die einfache Behauptung, man wäre noch nicht reif, kann der Boss die Ausstellung des Facharztzeugnisses bis in die Unendlichkeit verschieben. Aufmucken ist zwecklos. Idioten sind deswegen schon vor Gericht gezogen und haben den Prozess gewonnen. Die Facharzturkunde konnten sie sich aber dann sonst wohin stecken, mit der Karriere war es aus. An keiner Uniklinik fanden sie eine Stelle. Die »subkutanen Connections« funktionieren.

Nicht alles war schlecht. Mesmann war ein begnadeter Operateur, man konnte viel von ihm lernen. Er wusste sich in allen Situationen, auch den kompliziertesten, zu helfen. Manches, was man als Schikane auffasste, begriff man erst später richtig. So machte Mesmann prinzipiell Visite ohne Krankenblätter. Er zwang uns, alle Befunde und Laborwerte unserer Patienten auswendig zu können. Wie die Schuljungen kritzelten wir uns die Handflächen mit Zahlen voll. Mesmann merkte es sofort, wenn man mogelte. Er ließ dann die Stationsschwester mit der Krankenakte des Patienten kommen und kontrollierte den Wert. Wehe, er stimmte nicht.

»Lieber Gott, warum muss gerade ich mit so unfähigen Idioten zusammenarbeiten«, war das Mindeste, was er uns an den Kopf warf. Bei der nächsten Besprechung bekam man dann meist auch noch die ominöse Schublade im Schreibtisch des Chefs gezeigt, als ob man nicht schon genug gedemütigt wäre. Wie oft ich kündigen wollte! Es genügte jedoch ein Abend in der Kneipe gegenüber dem Haupteingang zur Uniklinik – mit Besäufnis auf Kosten des Chefs, Schilderung der noch schlimmeren Verhältnisse unserer Vorgänger, der Ausmalung des Schlaraffenlandes, das uns nach Überstehen der Knochenmühle erwartete und allgemeiner Verbrüderung –, um weiterzumachen. Das ständige Gedächtnistraining half mir später, als ich selbst Chef war. Ohne Mühe hatte ich die Daten aller Patienten im Kopf und konnte damit meine Assistenten verblüffen, aber auch zusammenstauchen, wie ich es eben gewohnt war.

Der Einzige, der Mesmann an der Nase herumführen konnte, war Dr. Schulmann. Bei den Laborwerten log er, was das Zeug hielt, ohne dass der Alte das jemals kontrollierte oder herausbekam.

Professor Mesmann hatte noch eine Eigenart. Er konnte es nicht haben, wenn ein Patient nach einer Operation Fieber bekam. Er beschuldigte uns sofort, dass wir schlecht operiert, in die Wunde gerotzt oder sonst einen Fehler begangen hätten. Dabei war Mesmann der Einzige, der sich die Operationsmaske nur über den Mund zog und die Nase entgegen aller Hygienerichtlinien frei ließ. Schulmann umging auf seiner Station das Problem der fiebernden Patienten elegant. Hatte ein Patient hohe Temperaturen, schob ihn Schulmann kurz vor der Visite auf einer Bahre ins Badezimmer und schloss ihn ein. Sah Mesmann bei der Visite das leere Bett, fragte er sofort schneidend: »Wo ist dieser Patient?«

»Im Garten spazieren, Herr Professor. Ich wollte ihn für die Visite holen, habe ihn aber nicht gefunden.«

Mesmann entlarvte das Spiel kein einziges Mal.

Schulmann konnte sich einiges herausnehmen. Einmal kam er mit dem Motorrad zur Visite. Am Eingang der Klinik hatte er ein Brett über die Stufen gelegt, um hochfahren zu können. Zwei Etagen im Aufzug waren kein Problem, dann knatterte er auf den Flur seiner Station. Alle Weißkittel waren zur Visite versammelt und steckten die Köpfe über einem schwierigen Fall zusammen. Schulmann stoppte knapp vor ihnen, stellte den Seitenständer aus und stieg lässig ab.

»Das ist meine neue Triumph, Herr Professor.«

Nichts, kein Wutausbruch, keine Degradierung. Der Chef ließ sich die Maschine erklären und hielt uns dann mit leuchtenden Augen einen langen Vortrag über seine Krad-Erlebnisse an der Ostfront.

Wir Ärzte wurden als Vertreter der Urologischen Universitätsklinik häufig zu Kongressen in aller Welt geschickt. Danach mussten wir bei den Klinikfortbildungen immer über die Neuigkeiten, die wir erfahren hatten, genauestens berichten, ständig unterbrochen durch Zwischenfragen des Chefs. Das vergällte einem die Kongresse, so wie früher in der Schule, als man über alles, was man mit Freuden erlebt hatte, sofort eine Erzählung schreiben musste.

Dr. Schulmann war in London beim Internationalen Urologenkongress gewesen und sollte bei unserer abendlichen Klinikfortbildung darüber berichten. Alle hockten wir auf unseren Plätzen, mit Stift und Schreibblock bewaffnet. Der Chef saß in der ersten Reihe, der Vorlesungsassistent war startbereit zum Diaschieben am Projektor. Schulmann betrat mit wissenschaftlich ernster Miene das Podium und begann: »Sehr geehrter Herr Professor, meine Herren. Auf dem Internationalen Urologenkongress in London gab es nichts, aber auch gar nichts Neues, was medizinisch von Belang wäre. Aber ich habe Ihnen eine andere großartige Neuigkeit zu berichten. In London wurde von Mary Quant der Minirock erfunden. Ich habe auf den Straßen von London eine Menge Dias von Mädchen im Minirock gemacht, die ich Ihnen jetzt zeigen werde.« Er gab dem Vorlesungsassistenten ein Zeichen und die Diaschau begann. Wir johlten und grölten und Professor Mesmann konnte sich nicht mehr halten vor Lachen.

Das war Dr. Schulmann. Weshalb er sich so viel erlauben konnte, blieb uns allen ein Rätsel.

Im Operationssaal wurde subtiler Terror ausgeübt. Für die Facharztanerkennung benötigt man eine bestimmte Anzahl von Operationen in verschiedenen Kategorien. In den ersten Jahren sammelte man flott eine ordentliche Zahl von Operationen. Je mehr man sich der erforderlichen Zahl näherte, umso langsamer ging es. Fehlten einem etwa nur noch zwei Prostataoperationen bis zum Soll, fand man sich für diesen Eingriff nicht mehr auf dem OP-Plan. So hatte einen der Chef mit den fehlenden Operationen fest in der Hand. Das Gefühl der Abhängigkeit entlud sich bis hin zu Mordgedanken. Fragen brachte überhaupt nichts, im Gegenteil. Oberarzt Peters schrieb jeden Abend den Operationsplan mit den Teams für den nächsten Tag mit Kreide auf eine Wandtafel. Alle starrten gebannt auf seine schreibende Hand, als ob es eine

Lottoziehung wäre, mit dem eigenen Namen als Hauptgewinn. Dieser Plan war ein Disziplinierungsinstrument: Arbeitete man nicht zufriedenstellend, wurde man wochenlang nicht aufgeschrieben und der Facharzt rückte weiter in die Ferne. Das Motto war: Nur ja nicht fragen! Wer fragte, weshalb er nicht berücksichtigt wurde, bekam keine Antwort, musste aber noch drei Wochen länger den Operationssaal von außen betrachten.

Angeschlossen an den Operationssaal war eine verqualmte Kaffeebude, für die Pausen zwischen den Operationen. Auch Mesmann trank hier seinen Kaffee und las Zeitung, den konservativen *Münchner Merkur*. Den noch rechteren *Bayernkurier* las er nur heimlich. Jeder, der hereinkam, wurde vom Alten gefragt, wie denn die Operation gelaufen sei.

»War schwierig, ließ sich aber gut machen«, war die Antwort, die er erwartete und die ihn vollkommen zufriedenstellte. Er wollte, dass alles glatt lief und alle fleißig arbeiteten. Mittags fuhr der Chef nach Hause und kam erst zwischen vier und fünf wieder in die Klinik. Er hielt einen ausgiebigen Mittagsschlaf. Vorher ließ er seine Kinder antreten.

»Ich wünsche ...«, sagte Mesmann und »Absolute Ruhe!« mussten die Kinder antworten und still verschwinden.

Vor uns brüstete er sich mit seinen Methoden.

»So einfach ist die Kindererziehung, meine Herren.«

Auch sonst war er eingebildet. »Der Mensch fängt erst beim Doktor an, aber richtig aufrecht gehen kann man erst als Professor«, war eine seiner Redensarten. Er hatte zu allem seine feste und unverrückbare Meinung. Wenn Mesmann am späteren Nachmittag wieder in die Klinik kam, wollte er alle bei der Arbeit sehen. Die lange Mittagspause verkürzten wir uns bei Whisky, Zigaretten und allerlei Blödsinn im Besprechungsraum. Beliebt waren auch Schießübungen im verlassenen Keller der Klinik. Wir waren fast alle Waffennarren und probierten unsere Pistolen und Revolver aus. Am schönsten rummste die

356er Magnum, da rieselte der Putz von der Decke. Zielscheiben waren alte Flaschen, die von einem verlassenen Labor in Mengen herumstanden. Dass die Flüssigkeiten dabei ausliefen, störte uns nicht weiter.

Der jüngste Assistent musste ab halb vier auf der Toilette Wache halten. Vom Toilettenfenster aus hatte man den Klinikparkplatz im Blick. Sobald der Chef einbog, kam der Beobachter gelaufen und warnte die versammelte Mannschaft. Die Whiskyflaschen verschwanden, die Fenster wurden zum Lüften aufgerissen und alle Ärzte rannten auf ihre Stationen und waren plötzlich eifrig bei der Arbeit. Mesmann war begeistert von seinen fleißigen Leuten. Die Abendbesprechung begann um sechs Uhr, danach war Visite bei den frisch operierten Fällen. Laut Tarifvertrag endete die Arbeitszeit um 16:30 Uhr, aber das interessierte Mesmann nicht. Die Arbeitszeitregelung mit dem durch die lange Mittagspause gespaltenen Arbeitstag war Gift für das Privatleben der Ärzte, unter zwölf bis 13 Stunden kam man nicht aus der Klinik. Für die Patienten war diese Regelung ein Segen. Die ersten Komplikationen stellen sich meist am Abend nach der Operation ein. Bei der Abendvisite wurde alles noch einmal gecheckt und im Falle einer Nachblutung war eine erfahrene Operationsmannschaft sofort zur Stelle und musste nicht erst zusammengetrommelt werden. Der Sinn der gespaltenen Arbeitszeit wurde mir erst später klar, als durch strengere Einhaltung der Vorschriften nach 16 Uhr nur noch ein einzelner, überlasteter Arzt in der Klinik war, der sich bemühte, alles auf den nächsten Tag zu schieben. Mit Hilfe von zehn Blutkonserven gelang dies – manchmal.

Mesmann blieb meist bis gegen Mitternacht in der Klinik. Den diensthabenden Arzt betrachtete er dann als seinen persönlichen Bediensteten.

»Anibas, hier haben Sie die Wagenschlüssel, suchen Sie eine noch offene Tankstelle und tanken Sie mein Auto voll.«

Das hatte natürlich auch seinen Reiz, denn man fuhr im Mercedes SL mit offenem Dach durch München und machte einen kleinen Abstecher durch die Leopoldstraße, um sich bewundern zu lassen. Weniger angenehm waren andere Wünsche.

Der Piepser ging gegen Mitternacht an, als diensthabender Arzt eilte ich zum nächsten Telefon. Es war Mesmann: »Anibas, ich rauche ja normalerweise nicht. Jetzt habe ich aber Lust auf eine Zigarette, bringen Sie mir bitte eine.«

»Jawoll, Herr Professor.«

Große Scheiße, ich hatte gerade begonnen, einem Tuberkulösen mit Harnröhrenverengung einen Katheter zu legen. Das musste ich unterbrechen, denn die Chefzigarette ging vor. Ich befand mich in der »Mottenburg«, der Tuberkuloseklinik – einer Isolierstation am hintersten Ende des Klinikgeländes. Keiner ging gern dorthin, wenn ein Konsilium verlangt wurde. In der Dunkelheit, bei strömendem Regen und ohne Schirm legte ich die 500 Meter zur Urologischen Klinik zurück, überreichte dem Chef seine Zigarette und kehrte völlig durchnässt zurück in die »Mottenburg«, wo ich nach langem Fummeln endlich den Katheter legte. Dass ich mich von oben bis unten mit tuberkulösem Urin bespritzt hatte, machte mir zu diesem Zeitpunkt absolut nichts mehr aus. Ich wollte nur noch trockene Klamotten und ins Bett.

Nach sechseinhalb Jahren war es so weit, ich erhielt die Facharztreife. Die Zeit als Knecht trug Früchte. Durch die Beziehungen des Alten wurde ich rasch in eine leitende Position gehievt. Selbst Chef geworden, konnte ich nun eine Menge Geld verdienen. Die vielen Arschtritte, die ich erhalten hatte, habe ich aber nicht an die nächste Generation weitergegeben. Dazu war ich zu anständig.

9.

Ein Geschenk mit Folgen

Dr. Schulmann war erst spät zur Medizin gekommen. Sofort nach dem Abitur musste er zum Militär einrücken, machte dann den Russlandfeldzug mit, geriet gegen Kriegsende in Gefangenschaft und kehrte 1949 oder '50 heim. Danach erst konnte er mit dem Medizinstudium beginnen. Er war schon um die vierzig, als er endlich seinen Facharzt für Urologie hatte.

Schulmann war mittelgroß, hatte einen dicken Bauch und dünne Beinchen – man sah auf den ersten Blick, dass er völlig unsportlich war. Wie viele Intellektuelle war er kurzsichtig und trug eine starke Brille, die seine Schweinsäuglein noch kleiner aussehen ließen, als sie ohnehin schon waren. Das Auffallendste an seinen Augen aber war, dass sie stets wässrig, ja tränennass schienen. Ich war immer versucht, ihm zu sagen: »Wisch dir doch deine Augen ab!« Natürlich sagte ich das nicht, musste aber deshalb ständig seine Augen beobachten. Auch seine Zähne waren auffällig: Die oberen beiden Schneidezähne standen vor, was ihm einen nagetierhaften Ausdruck verlieh. Insgesamt war sein Gebiss verrottet, denn er lehnte es strikt ab, zum Zahnarzt zu gehen.

»Alle Zahnärzte sind doch Gauner und Betrüger, die nur mein Geld wollen und gesunde Zähne kaputt bohren!« Davon ließ er sich nicht abbringen. Schulmann hatte noch mehrere solcher Urteile auf Lager. Hier seine wichtigsten Thesen:

1. Der laufmaschenlose Strumpf ist bereits erfunden worden, aber das Kartell der Strumpfhersteller hat dem Erfinder das Patent abgekauft und hält es nun unter Verschluss.

2. Die Glühbirne, die nicht ausbrennt, ist bereits erfunden worden, aber unter der Führung von Osram haben die Glühbirnenhersteller dem Erfinder das Patent gegen Geld und eine irre hohe Leibrente abgekauft und halten es nun unter Verschluss.

3. Die Zahnpasta, die Karies sicher verhütet, ist bereits erfunden worden, aber die vereinigten Zahnärztekammern haben dem Erfinder das Patent abgekauft und halten es nun unter Verschluss.

Schulmann trug diese Thesen mit einer Ernsthaftigkeit vor, die keinen Widerspruch duldete. Insbesondere wenn er schon einen in der Krone hatte, waren es für ihn nicht mehr nur Behauptungen, sondern knallharte Fakten.

Auch zum Thema Urlaub hatte er eine dezidierte Meinung: »Berge von unten, Kirchen von außen und Gastwirtschaften von innen.« In Urlaub fuhr er aber ohnehin nur, wenn es sich überhaupt nicht vermeiden ließ, also vielleicht einmal alle zehn Jahre. Danach war er wie gerädert und musste sich von seiner Frau und seinen drei Töchtern erholen, was ihm am besten bei der Arbeit in der Klinik und mit einem ausreichend hohen Alkoholpegel gelang.

Dr. Schulmann war einer, der im Krankenhaus Narrenfreiheit hatte – man konnte ihm nicht böse sein, egal was er sagte oder tat. Einem anderen hätte man eine runtergehauen, aber bei Schulmann lachte man.

In der Klinik muss viel geschrieben werden: Anordnungen, Rezepte, Bescheinigungen und Berichte an Hausärzte. Ärzte schreiben oftmals unleserlich, aber Schulmann hatte die schlimmste Klaue der Welt. Seine Schrift sah aus wie lauter große und kleine senkrechte Striche nebeneinander, wie eine Art noch unentdeckter Keilschrift.

Völlig unentzifferbar, sogar für ihn selbst. Immer wieder kamen böse Briefe, wenn Schulmann Handschriftliches ablieferte. Spaßvögel hefteten seine Briefe ans Schwarze Brett und lobten Preise für die Entzifferung aus. Das führte schließlich dazu, dass der Chef für Schulmann die schriftliche Anordnung erließ (mit Kopie an die Krankenhausverwaltung), nur noch in Druckschrift zu schreiben. Schulmann hielt sich daran, aber auch seine Druckschrift war nur mit größter Mühe zu entziffern. Selbst kürzeste Texte diktierte er schließlich nur noch. Eine Sekretärin war deshalb immer von Schulmann blockiert, aber ihm konnte man ja nicht böse sein.

Schulmann rauchte. Es wäre banal zu sagen: wie ein Schlot. Denn Schlote qualmen nicht ständig. Dr. Schulmann aber qualmte immer. Und hustete dementsprechend viel. Aus tiefsten Tiefen holte er den Schleim nach oben. Schulmann rauchte starke filterlose Zigaretten, Marke Roth-Händle, im Volksmund auch Lungentorpedos genannt. Wenn er eine Zeit lang zu viel hustete, schwenkte er um auf Zigarillos. »Die sind leichter und ich inhaliere nicht.« Was natürlich Quatsch war, denn Zigarillos sind nicht leichter und überdies rauchte er auch dieses Kraut auf Lunge.

Dr. Schulmann war der schlimmste Nikotinabhängige, den man sich vorstellen kann. Das Waschen mit Händedesinfektionsmittel vor einer Operation ist eine heilige Handlung. Nichts darf man währenddessen berühren. Schulmann hatte in der sechs Minuten dauernden Händedesinfektion natürlich eine Kippe im Mundwinkel hängen. Als er einmal plötzlich blau anlief, wussten wir, was los war. Aus dem anderen Mundwinkel prustete er: »Schnell, Schwester, nimm mir die Zigarette aus dem Mund, ich muss husten«, denn mit der Hand durfte er sie ja nicht berühren. Ausnahmsweise hielt er sich mal an die Regeln der Asepsis. Nach einer ausgiebigen Bronchialtoilette steckte ihm die Schwester den Glimmstängel wieder in den Mund und Schulmann setzte seelenruhig die Waschung fort. Der Zigarettengeruch durchzog den gesamten Operationstrakt.

Schulmann rauchte auch während der Sprechstunde, die er als Urologe abhielt. Einmal rauchte er sogar bei einer Blasenspiegelung. Ein seltsamer Anblick, der Kopf von Schulmann zwischen den nackten Beinen des Patienten und darüber in regelmäßigen Abständen kleine aufsteigende Rauchwölkchen.

Der Aschenbecher auf Dr. Schulmanns Schreibtisch war stets so voll, dass einige Kippen auf die Tischplatte fielen. Der Umkreis des Aschenbechers war dadurch voller Brandflecken. Eines Tages wird er den Schreibtisch in Brand setzen, dachte ich bei mir, wenn ich ihn in der Sprechstunde vertreten und an seinem Schreibtisch sitzen durfte. Ich war ganz scharf darauf, ihn in der Sprechstunde zu vertreten. So konnte ich Dinge tun, die weit über meinen damaligen Ausbildungsstand als junger Assistenzarzt hinausgingen. Jeweils am Donnerstag vertrat ich Schulmann.

Mit dem Tag hatte es seine Bewandtnis. Damals erschien *Der Spiegel* noch donnerstags. Schulmann rief mich an: »Anibas, mach heute die Sprechstunde für mich, ich habe keine Zeit.« Dann ging er zum Krankenhauskiosk, kaufte sich den *Spiegel* und eine Halbliterflasche Doppelkorn. Den Doppelkorn rollte er in den *Spiegel* ein, so sah es unverdächtig aus. (Das Einrollen war übrigens gängige Praxis im Krankenhaus. Je nach Neigung und sozialem Hintergrund wurden dazu der *Kicker*, *Bild* oder *Die Welt* missbraucht. Bloß in *Die Zeit* rollte niemand Schnaps ein. Ich habe es jedenfalls nie beobachtet.) Dann ging Schulmann in sein Dienstzimmer und schloss sich ein. Über das Telefon legte er ein Kopfkissen und eine Decke, sodass er das Läuten nicht hörte. (Hätte er den Hörer ausgehängt, hätte man ja gewusst, wo er war, da er im Laufe des Vormittags Dutzende Male gesucht wurde.) Dann begann das Ritual: Schulmann las den *Spiegel*. Und zwar vollständig und stets von hinten nach vorne. Immer. Dazu nahm er hin und wieder einen Schluck aus der Doppelkornflasche. Am frühen Nachmittag war er fertig. Mit dem *Spiegel* und dem Doppelkorn.

Währenddessen hatte ich freie Hand in der Sprechstunde. Ich konnte Blasensteine knacken, egal wie lange ich dafür brauchte. Damals gab es noch keinen Lithotriptor für die extrakorporale Steinzertrümmerung, die Steine wurden in deutscher Handarbeit Stück für Stück zerkleinert. In der Blasenspiegelung und Prostatauntersuchung eignete ich mir große Fertigkeiten an. Ich hatte die Handgriffe vielleicht ein-, zweimal bei Schulmann gesehen und machte jeweils donnerstags autodidaktisch weiter. Ich arbeitete gewissenhaft und glaube nicht, dass jemals ein Patient zu Schaden gekommen ist. Nur dauerten anfangs alle Untersuchungen ziemlich lange. Beschwert hat sich keiner. Die Patienten in den ländlichen Gebieten waren aber auch nicht verwöhnt. Mit langen Wartezeiten rechnete man von vornherein – davon zeugten die in die Sprechstunde mitgebrachten Essenspakete und Thermosflaschen.

Während meiner autodidaktischen Tätigkeit schickte ich so manches Stoßgebet mit der Bitte um Beistand an den heiligen Liborius, den Schutzpatron der Urologen. Es gibt aus dem Jahr 1727 sogar eine Fürbitte an ihn, die Oratio contra calculum, ein Gebet gegen Nieren- und Blasensteine, die die Menschheit seit Urzeiten quälen. Blasensteine blockieren den Ausgang der Harnblase und damit das Wasserlassen. Schreckliche Schmerzen und eine überdehnte Harnblase, die den ganzen Bauchraum einnehmen kann, sind die Folgen. Die Kranken wollten damals lieber sterben, als diesen Zustand länger zu ertragen. Nur so ist es zu verstehen, dass die sogenannten Steinschneider ihr Handwerk ausüben konnten. Sie zogen von Jahrmarkt zu Jahrmarkt und »schnitten den Stein«, natürlich ohne Narkose. Ihre Opfer wurden festgebunden und zusätzlich von kräftigen Männern festgehalten. Dann machte der Operateur – ein Bader, kein Arzt – einen raschen und tiefen Schnitt in der Dammgegend bis in die Blase hinein und holte mit einem Haken oder einem Finger den Stein heraus. Die stark blutende Wunde wurde einfach mit Lappen zugestopft und der Kranke seinem Schicksal überlassen. Und dies war oft nicht sehr gnädig. Todesfälle waren an der Tagesordnung. Langdauernde Entzündungen setzten den Kranken zu und oft kam es als schlimme Komplikation zu einer Urinfistel – der Urin lief ununterbrochen, unkontrolliert und vor allem lebenslang aus der Wunde. Kein Wunder also, dass die Steinschneider ein wanderndes Gewerbe waren. Sie verließen so schnell wie möglich den Ort ihrer Taten, da sie – ob der Rachegelüste ihrer ehemaligen »Patienten« – um ihr Leben fürchten mussten.

Wegen der Gefährlichkeit und des schlechten Rufs des Eingriffs ist der Steinschnitt den Ärzten im hippokratischen Eid ausdrücklich verboten: »Ich werde den Stein nicht schneiden, sondern werde das den Männern überlassen, die dieses Handwerk ausüben.« Die Weißkittel wussten sich abzusichern. Heute allerdings müssen sich die Urologen an diesen Teil des Eides längst nicht mehr gebunden fühlen. Die Steinentfernung aus Niere, Blase und Harnleiter ist zu einem sicheren Eingriff, zur Routine geworden. Meist ist dafür nicht einmal mehr ein winziger Schnitt vonnöten. Die Steine werden von außen »bombardiert«, bis sie zerfallen, oder sie werden endoskopisch zerkleinert und abgesaugt. Eine Steinoperation bedeutete noch vor dreißig Jahren wochenlanges Krankenlager. Mit den modernen Methoden wird man seinen Stein ohne Schmerzen und sozusagen im Vorbeigehen los. »Day Hospital« ist das Schlagwort: morgens operiert und abends schon wieder zu Hause vor dem Fernseher.

Dass ich die Sprechstunde oft allein machen durfte, soll nicht heißen, dass Schulmann sich nicht um meine Ausbildung kümmerte. Mit großer, ja väterlicher Geduld brachte er mir die urologischen Operationen bei, einschließlich aller Tricks, auf die es wie in jedem Metier ankommt. Nur mit der Asepsis nahm er es, wie gesagt, nicht so genau. Er war der Meinung, dass der menschliche Organismus ein leistungsfähiges Abwehrsystem besitze und ein paar Bakterien ihm nichts ausmachen würden.

Bei der Händedesinfektion verkürzte er die vorgeschriebene Zeit großzügig und meist hatte er bei den Operationen den Mundschutz nur über dem Mund und nicht auch über der Nase, wie es eigentlich sein muss, sonst nützt er nämlich gar nichts. Am schlimmsten aber war es, wenn Schulmann einen Ureterkatheter schob. Das ist ein langes Plastikröhrchen von vielleicht zwei Millimetern Durchmesser. So ein Ureterkatheter wird mit dem Blasenspiegel durch die Harnblase und den Harnleiter bis in die Niere geschoben, notwendigerweise ein hochsteriler Vorgang! Der sterile Ureterkatheter hat eine Länge von einem Meter, wenn man beginnt, ihn durch den Blasenspiegel hochzuschieben. Dieses lange Ende hält normalerweise eine Hilfsperson mit sterilen Gummihandschuhen, damit es nicht in der Gegend herumbaumelt und unsteril wird. Dr. Schulmann aber legte sich den Ureterkatheter salopp über sein rechtes Ohr und konnte ihn so bequem ohne Hilfsperson schieben. Dies widersprach allen heiligen Regeln der Asepsis und wäre in einem Prozess ganz bestimmt als Kunstfehler gewertet worden. Aber es kam zu keinem Prozess, Schulmann hatte nicht mehr Komplikationen als seine steril arbeitenden Kollegen. Nach Schulmann wurde die Sterilitätsfrage ohnehin nur von der Industrie hochgespielt, um mehr Desinfektionsmittel verkaufen zu können.

Dr. Schulmann war ein harter Trinker, die Whiskyflasche lag stets griffbereit in der Schreibtischschublade. Er war großzügig und goss einem immer ein, auch wenn man nur wegen einer kurzen Frage in sein Zimmer kam. So hatte er einen Vorwand, selbst zu trinken. Normalerweise Whisky und donnerstags immer Doppelkorn. Wenn es was zu feiern gab, war er sternhagelvoll. Von der Verwaltung kamen in regelmäßigen Abständen Rundschreiben, die auf das Alkoholverbot im Krankenhaus hinwiesen. Dr. Schulmann ließ sich davon nicht beeindrucken, wir übrigens auch nicht. Als er wieder einmal ziemlich abgefüllt war, demonstrierte er uns anderen Ärzten, wie man das Alkoholverbot im Krankenhaus ganz legal umgehen konnte. Er füllte sich sein Whiskyglas randvoll, öffnete das Fenster, lehnte sich weit hinaus, leerte das Glas zur Hälfte und schrie nach draußen: »Juristisch gesehen saufe ich jetzt außerhalb des Krankenhauses.« Wenn wir ihn nicht festgehalten hätten, wäre er aus dem Fenster gestürzt. Es war im sechsten Stock.

Schulmann hatte auch ein Faible für Kriegsschiffe aller Art. Einmal im Jahr kam ein englischer Flottenkalender heraus, für Schulmann war er eine Art Bibelersatz. Über jedes Kriegsschiff der Welt, vom russischen Torpedoboot bis zum amerikanischen Flugzeugträger, wusste er alles. Egal, ob Bruttoregistertonnen oder Geschützkaliber oder Besatzungsstärke – Schulmann konnte es herunterbeten.

In seinem Zimmer war jeder freie Platz mit Kriegsschiffsmodellen vollgestellt. Keine schönen Modelle, sondern diese Plastikdinger von Revell, die auf den Schachteln immer besser aussehen als in Wirklichkeit. Vermutlich können nicht einmal erfahrene Spezialisten mit Mikropipetten und Lupen den Klebstoff so auftragen, dass er nicht aus allen Fugen hervorquillt oder feinere Teile gleich ganz einhüllt. Abwischen geht nicht, denn wo einmal der Klebstoff war, ist das Plastik verätzt. So ein silbergraues, tristes Modell braucht auch einen Anstrich, den man natürlich extra kaufen muss. Damit geht die Schweinerei erst richtig los, denn kein Mensch kann die feinen Flächen sauber ausfüllen, ohne zu kleckern oder in die Nachbarfarbe zu kommen. Zum Schluss werden die Abziehbilder appliziert. Nach dem dritten Versuch, wenn sie kaum noch kleben, lässt man sie schief oder verschrumpelt auf dem Modell, da einem der Geduldsfaden gerissen ist. So in etwa sah Schulmanns Kriegsschiffsmodellsammlung aus. Er war unbändig stolz darauf.

Für einen operativ tätigen Mediziner war Schulmann unerwartet zart besaitet. Er war eine Seele von Mensch: sensibel, liebenswürdig, konnte keiner Fliege was zuleide tun. Die gleiche

Einstellung erwartete er von allen anderen und wurde deswegen von der Menschheit ständig enttäuscht. Wenn ihm jemand grob kam, sagte er bloß: »Fassen Sie mich zart an, denn ich bin eine ehemalige Frühgeburt« und wandte sich ab.

Er war äußerst belesen in der Medizin und auf vielen anderen Gebieten und ein interessanter Gesprächspartner, betrunken war er oft brillant. Viele Alkoholiker sind im Grunde ihres Wesens ganz nette und umgängliche Menschen, diese Erfahrung habe ich häufig gemacht. Hitler war Abstinenzler und Vegetarier. Vielleicht wäre mit ein paar Whisky am Tag – pardon, der ist ja schottisch –, ich meine natürlich mit ein paar Gläsern deutschem Weinbrand, bei ihm alles anders gelaufen.

Intelligent und faul war für Dr. Schulmann die ideale Kombination. Bei einem gewissen Alkoholspiegel – nicht zu viel und nicht zu wenig – bekam er den Moralischen. Er wurde weinerlich, beklagte sich und sein Schicksal: »Ich bin zu Höherem berufen und muss mich stattdessen in einem Provinzkrankenhaus als Pissdoktor durchs Leben schlagen, mit ungewaschenen Patienten und Arschlöchern von Vorgesetzten.« Er deutete immer wieder Suizidgedanken an, die aber keiner von uns ernst nahm. Einmal, als es ihn besonders gepackt hatte, bei einer Einladung zum Abendessen, zog er sich selbst einen Zahn. Ich erinnere mich noch genau, es war ein unterer Schneidezahn, schon seit Längerem locker, aber Schulmann ging ja nicht zum Zahnarzt. Erst hielt er den Zahn mit dem blutigen Gebamsel, das an der Wurzel dranhing, hoch, damit ihn alle sehen konnten, dann legte er ihn neben dem Suppenteller auf der weißen Stoffserviette ab.

»Ich bin innerlich am Verfaulen, jetzt habt ihr den Beweis, bald bin ich ganz kaputt.« Da alle Dr. Schulmann kannten, kam überhaupt kein betretenes Schweigen auf, zudem waren die Gäste Ärzte und deren abgehärtete Ehefrauen.

Der Abend wurde noch recht lustig, nahm nur eine gefährliche Wendung, als Schulmann mit einem Schweizer Militärkarabiner aus der Waffensammlung des Hausherrn unbedingt in ein Fenster des Nachbarhauses schießen wollte. Nur mit Mühe konnten wir ihn daran hindern. Zum Schluss war er so blau, dass wir ihn auf eine Decke legten, zu sechst in sein Auto trugen und auf die Rücksitze legten. Fahren konnte er natürlich nicht mehr, das musste seine Frau.

Das exzessive Rauchen setzte Schulmann im Lauf der Jahre immer mehr zu, er bekam auch noch schweres Asthma. Das Qualmen aber konnte er nicht lassen. Er wurde frühpensioniert, hockte zu Hause, hatte sein Sauerstoffgerät immer griffbereit – und natürlich die Glimmstängel. Schulmann wurde schwer depressiv, aber stritt das aufs Entschiedenste ab und ließ sich nicht behandeln. Stattdessen steigerte er seinen ohnehin schon enormen Alkoholkonsum auf ein Pensum, das jeden Unangepassten binnen eines Tages auf die Intensivstation gebracht hätte.

Schulmann hatte auch ein großes Faible für Waffen, obwohl er selbst keine sammelte. Immer wieder sah er sich meine Waffensammlung an. Ganz besonders angetan hatte es ihm ein kleiner Lefaucheux-Revolver aus der Zeit um 1830. Er war aus Messing und Stahl, mit feinen Rankenmustern ziseliert, ein schönes Stück. Dazu passend hatte ich eine Originalpatrone in einem kleinen Bilderrahmen hinter Glas, so selten war sie.

Schulmann, der alte Fuchs, bettelte so lange, bis ich ihm den Revolver und die eingerahmte Patrone verkaufte. Es war Teil seiner langfristigen Planung, die ich erst im Nachhinein durchschaute. Als es mit der Atmung überhaupt nicht mehr ging, sein Leben Tag und Nacht nur noch ein Ringen nach Luft war, aufgestützt auf beide Hände, um auch das letzte Atemhilfsmuskelchen einzusetzen, er nur noch sitzend schlafen und nicht einmal mehr lesen konnte, erschoss sich Dr. Schulmann. Mit meinem Revolver und der einzigen Patrone, die er dafür hatte.

Hätte ich es vorher gewusst, hätte ich ihm den Revolver trotzdem gegeben. Es war die beste Lösung für ihn.

10

Albert und der Leberkleister

Albert saß wie immer in der Eingangshalle des Krankenhauses, gleich rechts von der Türe hinter der Palme in Hydrokultur. Die Hydrokultur hatte seit Monaten kein Wasser mehr gesehen und dementsprechend sah die Palme aus. Albert passte mit seinem fahlgrauen, eingefallenen und unrasierten Gesicht wunderbar dazu, sie war eine hervorragende Deckung für ihn. Er konnte alles beobachten, ohne selbst sofort gesehen zu werden. In der Hand hatte er die unvermeidliche Bierflasche. Wie Albert, der keinen Pfennig mehr besaß, immer an sein Bier im Krankenhaus kam, blieb mir ein Rätsel. Er muss anonyme Sponsoren gehabt haben. Jedenfalls hockte er hinter der Palme und wenn jemand vorbeikam, den er kannte, begrüßte er ihn freudig, immer mit demselben Spruch:

»Und Goethe sprach zu Schiller,
Ein Furz ist kein Triller
Und Schiller sprach zu Goethe,
Der Arsch ist keine Flöte.«

Albert war vom Suff völlig verblödet. Den Spruch sagte er wohl an die hundertmal am Tag auf, keiner machte sich mehr was daraus. Albert furzte wie ein Weltmeister, hob dabei im Sitzen die rechte Arschbacke an und lachte, wenn es krachte. Der Pförtner verjagte ihn immer wieder aus der Eingangshalle. Aber schon nach kurzer

Zeit kehrte Albert an seinen Stammplatz zurück. Jeder Pförtner resignierte schließlich.

Albert hatte so etwas wie den Status eines Maskottchens. Manchmal ging er aber zu weit. Er liebte es, mit dem hinten offenen Krankenhaushemd durch die Gegend zu ziehen. Er vagabundierte durch alle Stationen, vom Keller bis zum Dach. Festbinden konnte man ihn ja nicht. Der Anblick seiner schlaffen Arschbacken war nicht jedermanns Sache. Zwischen den Oberschenkeln baumelte gut sichtbar der Blasenkatheter. Albert hatte eine Prostata so groß wie eine Billardkugel und konnte ohne Katheter kein Wasser lassen. Meist hatte er vergessen, nach dem Ablassen des Urins den Stöpsel wieder in den Katheter zu stecken, und so zog er eine Urinspur hinter sich her.

Das war dann der Moment, in dem ihm der Verwaltungsdirektor des Krankenhauses eine Gardinenpredigt hielt und ihm die disziplinarische Entlassung androhte. Alle Beteiligten waren sich aber bewusst, dass dies eine leere Drohung war. Albert hatte kein Zuhause mehr und nach jedem Rausschmiss schleppte ihn die Polizei schon wenige Tage später wieder an, wenn er betrunken gestürzt war und eine Platzwunde hatte. Die Polizisten wussten auch nicht, wohin sie ihn sonst hätten bringen sollen. Sie lieferten ihn in der Notfallambulanz ab und kaum drehte man sich um, waren sie verschwunden. Nur Albert war noch da und man musste sehen, wo ein Einzelzimmer für ihn frei war, denn Albert war keinem Mitpatienten zuzumuten.

Albert hatte einen langen Abstieg hinter sich, die übliche Alkoholikerspirale. Er war kaputt von Bier und Jägermeister oder »Leberkleister«, wie er ihn nannte. Früher einmal war er Schreiner gewesen und gar kein schlechter. Die Kirchenbänke und der Innenausbau der örtlichen Bank waren von ihm und gut gemacht. Die Leute, die ihn kannten und für die er früher gearbeitet hatte, behandelten ihn daher auch als Penner immer noch mit einem gewissen Respekt.

Wie in ländlichen Gegenden üblich, war Albert auch Sarg-schreiner und Beerdigungsunternehmer gewesen. In einem Schau-kasten gegenüber dem Krankenhaus (hervorragender Platz!) hatte er immer drei schöne Särge ausgestellt, Preisgruppe A, B und C. Albert war der einzige Bestatter im Ort und die jetzigen Unsitten waren noch nicht eingerissen. Heute läuft das so, dass Beerdigungsunternehmer und Taxifahrer den Krankenschwes-tern für jeden Transport ein Handgeld zahlen, wenn sie als Erste gerufen werden, um Lebende oder Tote abzuholen. Albert hatte das nicht nötig.

Das Verderben vieler Bestatter ist der Alkohol, mit dem sie ihr tristes Handwerk bewältigen. So war es auch bei Albert. Er soff immer mehr, mit seiner Schreinerei ging es bergab. Er entließ alle Mitarbeiter, machte nur noch Reparaturen. Frau und Kinder wollten nichts mehr von ihm wissen und zogen weg. Die Schei-dung gab ihm den Rest und schließlich wurden Wohnhaus und Schreinerei zwangsversteigert.

Albert hatte keine Bleibe mehr, entwickelte jedoch ein Unter-kunftssystem zwischen Bahnhofshalle, Obdachlosenheim und Kellern ehemaliger Kunden, die Mitleid mit ihm hatten. Bis er schließlich das Krankenhaus entdeckte, das zu seinem bevorzug-ten Aufenthaltsort wurde: warm, gemütlich, mit Essen und Rund-umbetreuung. Die Aufnahme ablehnen konnte man nicht, wenn er wieder einmal mit einer Platzwunde kam, weil er hingeflogen war oder sich geprügelt hatte. »Schädel-Hirn-Trauma« trugen wir dann als Diagnose ein und damit hatte er wieder für zwei Wochen ein warmes Bett. Hatte er keine erkennbare Verletzung und wollte aufgenommen werden, besonders wenn es draußen kalt war, klagte er über wahnsinnige Schmerzen in irgendeinem Körperteil. Dabei zwinkerte er dem diensthabenden Doktor zu und konnte ein Grinsen nicht unterdrücken. Auch der Doktor wusste Bescheid, grinste und telefonierte mit der Station: »Albert abholen, aber zuerst unbedingt ins Bad.«

Probleme bereitete Albert der Blasenkatheter. So ein Katheter muss von seinem Träger bedient werden. Zum Wasserlassen ist es erforderlich, einen kleinen Kunststoffstopfen zu entfernen und danach wieder einzusetzen. Das Wiedereinsetzen vergaß Albert regelmäßig. Genauer gesagt, in seinem Alkoholtran fiel ihm stets der Stopfen ins Klo und er zog ihn mit der Spülung ab. Dies hinderte ihn nicht am Weitertrinken und die Bierströme (vermutlich schied er inzwischen reines Bier statt Urin aus) ergossen sich in seine Hose. Eigenartigerweise immer in das rechte Hosenbein. Das hat wahrscheinlich etwas mit Links- und Rechtsträgertum zu tun. Diese Frage wurde jedenfalls noch nie wissenschaftlich bearbeitet.

Wenn Albert dann völlig durchnässt die Gaststätte verließ, spürte er in der abgekühlten Luft der Nacht die aufsteigende Kälte im rechten Hosenbein. Wahrscheinlich trug die Kälte auch zu einer gewissen Ausnüchterung bei und er erkannte plötzlich die Zusammenhänge mit dem Ergebnis, dass jetzt ein neuer Katheterstopfen nötig war. Selbst um zwei Uhr morgens hatte er keine Hemmungen, den Doktor herauszuklingeln und einen neuen Katheterstopfen zu verlangen.

Anfangs spielten ich oder der Dienstarzt das Spielchen mit, ja ich gab eines Nachts Albert sogar eine ganze Schachtel Stopfen mit, in der Hoffnung, ich könne mir so meinen dringend benötigten Nachtschlaf sichern. Doch es nützte nichts, wahrscheinlich hatte Albert die ganze Schachtel verloren, denn in einer der folgenden Nächte war er um vier Uhr früh – für Ärzte die schlimmste Zeit, geweckt zu werden – an der Notfallklingel. Diesmal warf ich ihn kurzerhand hinaus, ohne ihm einen neuen Stopfen zu geben. Es war berechtigt, aber ich fühlte mich nicht gut dabei.

Albert war immer schon ein schlaues Bürschchen gewesen. Als er mich das nächste Mal sah, zeigte er mir seine Lösung des Problems: Als Stopfen steckte im Katheter mit dem Plastikgriff voran ein kleiner Schraubenzieher aus seiner Werkstatt. Den Schraubenzieher hatte er mit einer Hanfschnur am Katheter befestigt. So konnte er den Verschluss nicht mehr verlieren. Die Schnur war uringetränkt und stinkend, aber das störte ihn nicht weiter, für ihn war die Lösung perfekt.

Als Albert das erste Mal aufgenommen wurde, war er völlig verwahrlost. Seine Klamotten waren verdreckt und eingepinkelt. Sie wurden in einen Plastiksack gesteckt und der Müllverbrennung überantwortet. Das Schlimmste aber waren seine Füße. Uns fiel auf, dass Albert so seltsam ging und auftrat, als ob seine Schuhe voller Reißzwecken wären. Er hatte seine Schuhe bestimmt über ein Jahr nicht mehr ausgezogen. Und die Zehennägel waren gewachsen und gewachsen … Also waren sie in den Schuhen rundgewachsen, um die Zehenkuppen herum, und bohrten sich von unten wieder in das Fleisch der Fußsohlen. Onychogryphosis, Greifenklauennägel, nennen die Mediziner mit ihrem Hang zu kryptischen Bezeichnungen diese Erkrankung. Ich hatte nicht damit gerechnet, diese Erkrankung in meinem Medizinerleben jemals zu Gesicht zu bekommen. Bei Albert war es natürlich keine Erkrankung, sondern nur das Ergebnis der Verwahrlosung. Otto Mönnes, der alte Stationspfleger, nahm sich des Problems an. Es fand sich keine Nagelschere, mit der man in der Lage gewesen wäre, Alberts Nägel zu kürzen. Eine brach, die nächste verbog sich. Also brachte Pfleger Otto aus seinem Werkzeugkasten von zu Hause einen Seitenschneider und eine große Feile mit. Damit gelang es, mit einiger Mühe zwar, aber ohne Blutverlust, die Nägel zu stutzen. Krankenpfleger Otto meinte, er hätte sich dabei wie ein Hufschmied gefühlt.

Am Arsch hatte Albert jede Menge Kletten in den Haaren. Mit Klopapier war da nichts zu machen. Zwei Medizinstudenten wurden dazu verdonnert, sich Gummihandschuhe anzuziehen und die Kletten mühsam mit einer Schere herauszuschneiden. Da wussten sie wenigstens, wofür sie Abitur gemacht hatten. Schließlich steckte Pfleger Otto Albert in die Wanne. Er wurde mit einer Wurzelbürste geschrubbt und nach dreimaligem Wasserwechsel konnte man sagen, dass Albert wieder rein und auch aus der Nähe zu ertragen war. Albert fühlte sich sauwohl. Er wurde mit Kleidungsstücken und Schuhen von Verstorbenen eingekleidet, sogar einen vergessenen Regenschirm erhielt er und zu guter Letzt verpasste ihm Otto noch einen Haarschnitt und rasierte ihn. Nach einem ausgiebigen Mittagessen war Albert dann in Hochform und unterhielt die ganze Station. Er musste einmal sehr belesen gewesen sein. Jedenfalls trug er eine Menge klassischer Balladen vor und die Menschentraube aus Mitpatienten auf dem Flur wurde größer und größer.

Wir beschlossen, Albert zwei Wochen lang zu behalten und aufzupäppeln, und dachten uns eine hieb- und stichfeste Diagnose aus, die der Vertrauensarzt bei seiner wöchentlichen Kontrolle nicht widerlegen könnte. Wir trugen also ein: »Gangrän der Fußsohlen.« Das rechtfertigte einen langen Aufenthalt und eine Menge Untersuchungen »wegen Verdachts auf Diabetes und periphere Durchblutungsstörungen«.

Vertrauensarzt wurde man sowieso nur als kompletter Idiot, wenn man weder im Krankenhaus noch in der Praxis reüssierte, medizinisch nichts auf dem Kasten hatte und ein Faulpelz war. Dann bewarb man sich um einen solchen Posten bei der AOK, hatte geregelte Arbeitszeiten ohne Nachtdienst und konnte fortan die erfolgreicheren Ärztekollegen mit ständigen Nachfragen und dem Bezweifeln der Diagnosen bis aufs Blut reizen.

Nur wenige Stunden nach der Reinigungsaktion brachte die Polizei Albert ins Krankenhaus. Was war passiert? Obwohl er das Krankenhaus eigentlich nicht verlassen durfte, hatte Albert in seinen feinen Klamotten sofort einen Stadtspaziergang gemacht und im nächsten Supermarkt ein Taschenfläschchen Jägermeister und zwei Underberg geklaut. Großes Gezeter, Polizei, Anzeige. Im allgemeinen Trubel konnte Albert wenigstens noch einen Underberg kippen, der Rest wurde ihm wieder abgenommen.

Die Polizisten waren ratlos. Haftfähig war Albert nicht, zu holen war bei ihm auch nichts. Also brachten sie ihn ins Krankenhaus zurück. Den Formularkram mit einer Anzeige sparten sie sich. Wer jemals einen Polizisten im Zweifingersuchsystem Schreibmaschine schreiben gesehen hat, hat dafür vollstes Verständnis.

Die Schnapsklauerei wiederholte sich ständig. Man war aber zu einem Kompromiss mit den Supermarktbesitzern gekommen. Sobald Albert in einem Supermarkt auftauchte, schenkte ihm die Kassiererin einen kleinen Jägermeister und schmiss ihn raus. Es gab keinen Radau mehr und alle waren mit dieser Lösung zufrieden, besonders die Polizisten.

Mit Alberts Gesundheit ging es stetig bergab, er soff weiter und die Leber machte schlapp. Der Alkohol und das Vagabundieren forderten ihren Preis. Wir nahmen ihn im Krankenhaus auf, sooft es ging. Für die kältesten Tage organisierte ihm Schubert, der Hausmeister und gute Geist des Krankenhauses, ein ehemaliger Schulkollege von Albert, eine Unterkunft im Heizungskeller. Dort war es zwar ziemlich dunkel, aber warm. Direkt darüber war eine Krankenstation, von der aus man über eine Treppe direkten Zugang zum Heizungskeller hatte. Über diese Treppe versorgten die Schwestern Albert mit Essen. Essen für die Mitarbeiter ist auf den Krankenhausstationen immer reichlich vorhanden, obwohl es dem Personal streng verboten ist, Patientenessen zu konsumieren. Die Tricks sind in allen Krankenhäusern der Welt die gleichen. Jeden Morgen muss die Stationsschwester der Küche die voraussichtliche Zahl der Essen melden. Die Essen für die Frischoperierten, Schwerkranken, Erbrechenden oder Nüchterngehaltenen werden entgegen der Vorschrift nicht abbestellt, sodass immer eine ausreichende Reserve da ist, wenn man keine Lust hat, in die teure Kantine zu gehen. Auch nächtliche Hungeranfälle des Dienstarztes können so bewältigt werden. Und auf diese Weise wurde auch Albert verpflegt.

Das ging so lange gut, bis Albert einen anderen Penner bei sich im Heizungskeller aufnahm. Alberts Essenskonsum stieg enorm an.

Das war aber nicht das Schlimmste. Obwohl es der Hausmeister verboten hatte, rauchte Albert natürlich. Eines Nachts schlief er mit brennender Zigarette ein, setzte seine Matratze in Brand und fast auch das ganze Krankenhaus. Von da an war Schluss mit dem schönen Leben im Heizungskeller. Hausmeister Schubert warf Albert und seinen Kumpan raus und verschloss fortan den Keller.

Ich verlor Albert aus den Augen, hörte auch nichts mehr von ihm. Bis ich eines Tages zu einem Notfall in ein weiter entferntes Altersheim gerufen wurde. Ein völlig verwirrter Patient habe sich den Katheter selbst gezogen und blute jetzt »wie ein Schwein«. So schilderte es jedenfalls die Schwester am Telefon. Ich setzte mich ins Auto, warf die Notfalltasche auf den Rücksitz und fuhr los. Wieder eine unnötige Überstunde für einen Verrückten, der sich den Katheter herausgerissen hat, waren meine Gedanken während der Fahrt. Es war schon fast Mitternacht und regnete. Die Straße war stockdunkel und der Wind peitschte die Wassertropfen gegen die Windschutzscheibe.

Im Heim angekommen, wies mir die Schwester den Weg. Sie öffnete die Tür zu einem Sechsbettzimmer und knipste das Licht an. Uringeruch schlug mir entgegen, gemischt mit ungelüfteter Bettwäsche und säuerlichen Altmännerausdünstungen. Die Alten in den Betten registrierten mich überhaupt nicht, waren eingeschlossen in ihrer Welt, schon mehr tot als lebendig. Nur im letzten Bett an der Wand rührte sich etwas, setzte sich mühsam auf, begann, zahnlos zu krächzen: »Und Goethe sprach zu Schiller ...«

»Ein Furz ist kein Triller«, antwortete ich laut, während ich zu seinem Bett ging. Die anderen Alten kriegten nichts mit, nur die Schwester starrte mich entgeistert an und hielt uns wohl beide für übergeschnappt.

Ich musste lachen und auch Albert schien zu lächeln, während ich ihm den Katheter neu anlegte und die Blutung stillte.

11

Dr. Gulasch ist verschwunden

Dr. med. Andràs Fekete war ein geselliger Mensch. Seine Einladungen waren beliebt. »Wir kommen aber nur, wenn du wieder dein ungarisches Gulasch kochst« war eine scherzhafte Drohung, die er sich öfter von uns anhören musste. Er kochte wirklich ausgezeichnet, sein Gulasch war ein Gedicht: Genauso viel Zwiebeln wie Rind- und Schweinefleisch, einige Knoblauchzehen, Rosenpaprika von Kotanyi, den sich Andràs aus Ungarn kommen ließ, Tomatenmark, Brühe, Salz und Pfeffer und etwas Kümmel. Das Ganze muss mindestens drei Stunden köcheln, dann ist das Fleisch butterweich und das Aroma unwiderstehlich.

Vor dem Servieren hielt uns Andràs dann jedes Mal einen Vortrag in dem harten gutturalen Tonfall, in dem die Ungarn deutsch sprechen: »Was gleich gibt, is Pörkölt, nix Gulasch. Gulasch is sich Suppä.« Er hatte ja so recht. Kein Ungar würde das, was wir als Gulasch bezeichnen, so nennen. Gulasch ist eine dünne Suppe mit Fleischeinlage und was wir als Gulasch bezeichnen, heißt Pörkölt, Punkt, Schluss.

Die Stimmung war nach etlichen Gläschen Barackpálinka schon gelockert.

»Ist uns egal, wie es heißt, aber bring endlich das Gulasch und vergiss die Knödel nicht«, war die Meinung der Gäste, worauf Andràs leicht beleidigt in der Küche verschwand. Seinen Spitznamen hatte er weg: »Dr. Gulasch«, auch wenn er den nicht gern hörte. Er war aber nicht richtig beleidigt, dafür hatte er zu viel

Humor. Das Gulasch war meist erst der Auftakt zu einer langen ausgelassenen Nacht, die nicht vor dem Morgengrauen endete.

Um die eigentliche Geschichte über Dr. Gulasch zu erzählen, muss ich aber weiter ausholen.

Andràs stammte aus Györ in Ungarn, dem alten österreichischen Raab. Er hatte Medizin studiert, war verheiratet und Vater zweier kleiner Kinder. Da er nicht in der kommunistischen Partei war, lief seine Karriere nur schleppend an. Zur Facharztausbildung wurde er nicht zugelassen. Dr. Andràs Fekete arbeitete als Assistenzarzt in einem Provinzkrankenhaus, wo er sich langweilte. Mit dem politischen System war er nicht einverstanden. Offen opponierte er nicht, aber sein Plan zur Flucht in den Westen reifte von Monat zu Monat.

Schon öfter war er zu Verwandten in den sozialistischen Bruderstaat ČSSR in Urlaub gefahren. Sie wohnten in der Nähe der Grenze zu Österreich. Sein neuerlicher Sommerurlaub dort war also nicht verdächtig. Nur, dass er diesmal ein Schlauchboot im Gepäck hatte. Die Verwandten waren eingeweiht. Auf Schleichwegen führten sie Andràs nachts samt Frau und Kindern und Schlauchboot bis zur March, dem Grenzfluss zu Österreich. Hastig wurde das Schlauchboot aufgepumpt, mit vier Personen war es völlig überladen. Andràs und seine Frau ruderten in die ungewisse Dunkelheit, Richtung Westen.

Kurz vor dem österreichischen Ufer passierte es dann: Der Suchscheinwerfer einer tschechischen Grenzpatrouille erfasste sie. Als die ersten Schüsse peitschten, warfen sich Andràs und seine Frau ins Wasser. Jeder schnappte sich ein Kind und versuchte zu schwimmen, die Orientierung hatten sie verloren. Das Schlauchboot trieb ab und wurde weiter beschossen. Irgendwie erreichten sie, weit abgetrieben, das westliche Ufer der March. Erschöpft und durchnässt, aber alle unversehrt, schafften sie es zu Fuß im Stockdunkeln bis zur nächsten Ansiedlung. Sie waren in Österreich. Dann lief alles fast schon behördenmäßig geregelt ab, von warmer Kleidung bis zu heißem Tee – durch den ständigen Flüchtlingsstrom waren die freundlichen Österreicher bestens vorbereitet.

Mit dem Schlauchboot war auch die Reisetasche, die am Heck festgebunden gewesen war, auf und davon geschwommen. Nach der überstandenen Lebensgefahr war das das größte Problem. Alles war weg: Erinnerungen, Fotos, Geld, ein wenig Familienschmuck, Pässe, Geburtsurkunden und alle Studienzeugnisse von Andràs. Er hätte genauso gut Maurer wie Arzt sein können, nichts war mehr zu belegen.

Aber erst einmal waren sie gerettet und die Familie zusammen. Sie verbrachten Monate in einem Flüchtlingslager und schrieben Eingaben über Eingaben nach Ungarn für Ersatzdokumente. Die Behörden stellten sich stur und antworteten nicht. Andràs war zum Abtrünnigen und Verräter an der kommunistischen Sache geworden und das musste bestraft werden. Schließlich verlor Andràs ob der erzwungenen Untätigkeit des Lagerlebens die Geduld – obwohl die Familie dort gut betreut wurde: Die Kinder konnten dort sogar Deutsch lernen (oder das, was die Österreicher für Deutsch halten). Verwandte in der Nähe von München hatten der Familie vorgeschlagen, doch zu ihnen zu ziehen. Andràs nahm das Angebot an und so landete er in Deutschland. Über dunkle Kanäle, Beziehungen und reichlich Geld erhielt er endlich von der ungarischen Botschaft auch alle verloren gegangenen Dokumente in neuer Ausfertigung. Er war überglücklich, als er wieder als Arzt arbeiten durfte, und begann seine Facharztausbildung zum Urologen an der Universitätsklinik.

Dort war es, wo ich Andràs kennenlernte. Wir wurden gute Freunde und fühlten uns als Österreicher und Ungar wie k. u. k. Landsleute. Deutsch konnte er einigermaßen. Er hatte es schon in Györ gelernt, wo es aus Tradition noch viele sprachen. In der Klinik war ich sein Vorgesetzter und musste ihm das Operieren beibringen. Andràs stellte sich recht geschickt an. Besonders schwierig war das Erlernen der endoskopischen Eingriffe durch die Harnröhre, der transurethralen Resektionen. Die Technik war der Vorläufer der Operation »durch das Schlüsselloch«, die jetzt die Chirurgie erobert hat. Die Urologen waren die Erfinder dieser Technik – das weiß heute kaum noch einer.

Also, Andràs sollte bei einem Patienten mit Blasenkrebs einen Tumor durch die Harnröhre entfernen, im Fachjargon »resezieren«. Das Instrument wurde durch die Harnröhre eingeführt und der Tumor Stück für Stück mit einer Hochfrequenzschlinge herausgeschnitten. Damit der Ausbilder kontrollieren konnte, ob der Operateur Blödsinn machte, wurde eine Spionoptik zur Überwachung aufgesetzt, ein schweres Ding, das für Andràs hinderlich war und mir nach einiger Zeit die Arme einschlafen ließ und Nackenschmerzen verursachte. Zudem teilte es den Lichtstrahl, sodass beide nur 50 Prozent der Helligkeit hatten, also wie in ein trübes Aquarium starrten und manchmal nur ahnten, was gerade geschah.

Heute ist das alles kein Problem mehr. Der Ausbilder sitzt entspannt zurückgelehnt und verfolgt das Geschehen auf einem Videomonitor. Auch der Operateur muss sich nicht mehr stundenlang die Wirbelsäule verrenken. Er sieht ebenfalls seine (Un-) Taten auf dem Monitor. Anfangs ist nur die Entkopplung von Auge und Hand schwierig. Man schaut ganz woanders hin, eben auf den Monitor statt auf die Finger, wie man es bei manuellen Tätigkeiten gewohnt ist.

Als Andràs in den Siebzigerjahren das endoskopische Operieren erlernte, gab es die Monitore noch nicht. Andràs operierte also den Blasentumor und ich verfolgte alles durch den Spion. Es lief glatt, er hatte eine gute Orientierung und mindestens die Hälfte der Geschwulst war bereits entfernt. Da kannst du dir einen Kaffee gönnen, dachte ich bei mir, montierte die schwere Spionoptik ab und setzte mich in die verräucherte Kaffeebude neben den Operationsräumen.

Einen Kaffee später, die *Süddeutsche* kurz überflogen – das dauerte vielleicht fünfzehn Minuten –, hätte der Eingriff fast fertig sein müssen. Also kam ich zurück und setzte den Spion zur Abschlusskontrolle nochmals auf. Da fiel mir alles aus der Hand und die Gesichtszüge drohten, mir zu entgleisen: In der kurzen Zeit hatte Dr. Gulasch dem Patienten die komplette hintere Blasenwand weggesäbelt. Die Harnleitermündungen waren nicht mehr erkennbar und wo zuvor die Geschwulst gesessen hatte, gähnte nun ein schwarzes Loch, in das die Spülflüssigkeit spiralförmig wie in einem Badewannenabfluss in die Bauchhöhle verschwand. Verdammter Mist, das war lebensgefährlich. Andràs konnte sich und mir nicht erklären, wieso er wie ein Berserker gewütet hatte. Der Patient kam auf die Intensivstation, erhielt Medikamente zum Ausschwemmen – es mussten mindestens vier Liter Spülflüssigkeit in den Bauch gelaufen sein – und Antibiotika. Andràs und ich blieben die Nacht über in der Klinik in der festen Erwartung, den Bauch aufmachen zu müssen, die Blase irgendwie zu flicken und die Harnleiter wieder einzusetzen. Ein Eingriff von mindestens drei Stunden Dauer.

Aber nichts passierte. Nach einer Nacht, in der wir kein Auge zudrückten, ging es dem Patienten prima. Er verlangte zu essen und zu trinken und auch der weitere Verlauf war glatt. Wie das gutgehen konnte, ist mir bis heute ein Rätsel. Sankt Stephan und alle weiteren Heiligen Ungarns müssen ihre Hand über Andràs gehalten haben. Fortan war er vorsichtiger bei den endoskopischen Eingriffen.

Nach fünf Jahren war er fertiger Urologe und eröffnete sofort eine Praxis in einer Vorstadt von München. Die Vollfinanzierung zu 100 Prozent war damals kein Problem. Die Praxis lief vom ersten Tag an hervorragend und Andràs war völlig geblendet von den Möglichkeiten, die ihm das kapitalistische System zu bieten schien. Auch hatte er, bald vierzigjährig, nach den kommunistischen Jahren in Ungarn und dem mickrigen Assistenzarztgehalt an einer deutschen Universitätsklinik einen gewaltigen finanziellen Nachholbedarf. Da die Praxis so gut lief (er hatte inzwischen sechs Arzthelferinnen angestellt), ging er in die Vollen: eine Villa, einen Mercedes und für die Frau einen Zweitwagen – alles auf Kredit. Er trat in den Tennis- und den Golfverein ein. Dort schmiss er gesellige Abende auf seine Kosten und geizte auch nicht mit Spenden für den Schützenverein und Kindergarten. Dr. Andràs Fekete war bald voll integriert, als Arzt beliebt, anerkannt und nach drei Jahren suchte er bereits einen Kompagnon, da ihm die Arbeit über den Kopf wuchs.

Und dann geschah aus dem gleichförmig strukturierten Alltagsleben heraus das Unglaubliche. Eines Montagmorgens rief mich seine Frau Etelka an: »Andràs ist von zu Hause weggefahren, aber nicht in der Praxis angekommen. Hast du eine Ahnung, wo er sein könnte?«

Ich hatte natürlich keine Ahnung. »Nicht in der Praxis angekommen« war im Übrigen ein schwacher Ausdruck: Als seine sechs Arzthelferinnen an dem besagten Montagmorgen in die Praxis kamen, war sie leer, komplett leer, ausgeräumt bis auf den letzten Bleistift. Nicht einmal die Karteischränke waren mehr vorhanden. Die Patientenakten lagen auf einem Haufen in einer Ecke. Sogar das Röntgengerät war säuberlich abmontiert und abtransportiert worden. Wo es einmal gestanden und die Versorgungsleitungen gehabt hatte, ragten jetzt die leeren Rohre wie abgeschnittene Blutgefäße aus dem Fußboden. Die Praxis sah aus, als wäre sie für eine Neuvermietung vorbereitet worden. Andràs war übrigens mit der Miete vier Monate im Rückstand. Auch der Mercedes und der Zweitwagen der Frau waren weg und unauffindbar.

Andràs hatte nicht die kleinste Nachricht hinterlassen. Er war vom Erdboden verschwunden, als hätte er sich dematerialisiert. Die Polizei war ratlos. Sie befragte die Nachbarn. Niemand hatte etwas Auffälliges bemerkt. Die Polizisten versiegelten die Praxisräume und zogen wieder ab. Den Assistentinnen gaben sie den Rat, sich ein paar freie Tage zu gönnen, alles würde sich aufklären.

Nichts klärte sich auf. Die Familie wartete, Woche um Woche verstrich – ohne eine Spur von Andràs. Der typische Fall des Mannes, der nur mal eben Zigaretten holen geht und dann verschwunden bleibt. Nur dass Andràs alles viel, viel besser geplant haben musste. Er hatte seine Frau Etelka, seine Kinder, seine Beziehungen, seine medizinischen Verpflichtungen und seinen Berg von Schulden mit einem Wimpernschlag abgeschüttelt. Wie ein nasser Hund das Wasser.

Seine Frau hielt mich informiert. Im Laufe der Zeit schälte sich langsam die Geschichte heraus: Andràs war schwerst verschuldet gewesen und einem Anlageberater aufgesessen. Der hatte ihm über fünfzig »NATO-Wohnungen« angedreht – auf Kredit natürlich, zu 100 Prozent finanziert. In den Siebzigerjahren hatten mehrere NATO-Staaten ihre Kontingente aus Deutschland abgezogen. Deren Wohnungen wurden billig verkauft. Mit diesen »NATO-Wohnungen« wurde damals das große Geschäft versprochen. Auch wenn die Wohnungen billig waren, kein Mensch wollte sie mieten oder kaufen. Andràs' Lage war immer verzweifelter geworden. Den Banken täuschte er Vermietungen vor, um nicht gepfändet zu werden. Als alles nichts mehr half, musste er seinen radikalen Entschluss gefasst haben.

Bei Frau und Kindern meldete er sich nie wieder. Das passte eigentlich nicht zu seinem gutmütigen Charakter. Einen Selbstmord hatte er bestimmt nicht vorgehabt, dafür hätte er die Praxis nicht mit perfekter Planung ausräumen müssen. Die Käufer der Praxiseinrichtung fanden sich nach einiger Zeit. Ihnen hatte Dr. Fekete erzählt, er würde ins Ausland gehen und deswegen die Praxis auflösen. Dass dies am Wochenende geschehen musste, hatte sie nicht stutzig gemacht.

Andràs wurde also wegen betrügerischen Bankrotts gesucht, aber nur halbherzig und bald verlor die Polizei das Interesse. Die

Banken hatten den Verlust abgeschrieben und verfolgten die Sache über ihre Juristen ebenso halbherzig.

Ich aber gab nicht so leicht auf. Du ungarisches Schlitzohr, eines Tages finde ich dich, in welchem Winkel der Erde du dich auch verkriechst. Deine Frau, deine Kinder und deine Gläubiger hast du betuppt, aber mich trickst du nicht aus, dachte ich bei mir und ahnte nicht, dass daraus eine dreißigjährige Suche werden würde.

Ich kombinierte: Selbstmord schied aus. In Deutschland wäre er sicher nicht geblieben. Zurück ins kommunistische Ungarn? Auf keinen Fall. Wahrscheinlich raus aus Europa. Wohin? Englisch konnte er einigermaßen. An Wohlstand gewöhnt, konnte er diesen nur durch eine erneute ärztliche Tätigkeit als Urologe aufrechterhalten. Also musste ich einen Urologen namens Dr. Andràs Fekete in einem englischsprachigen Land suchen. Ich konnte es nicht begründen, aber aus dem Bauch heraus dachte ich an Australien. Und wenn er seine Identität geändert hatte? Das wäre bitter, dann hätte ich auf Kommissar Zufall hoffen müssen. Aber warum hätte er seine Identität ändern sollen, wenn er in ein Land ausgewandert war, das ihn wegen Lappalien nicht ausliefern würde? Umgebracht hatte er ja keinen.

Von Andràs' Frau ließ ich mich mit einem Passbild von ihm ausrüsten, das ich von nun an ständig im Portemonnaie hatte. Auf jedem Fachkongress zeigte ich es herum. Zwei Jahre später flog ich zum australischen Urologenkongress. Ich wettete mit mir selbst, dass ich ihn finden würde. Aber es war ein Flop. Niemand kannte einen Dr. Fekete, keinem sagte das Foto etwas. Ich ließ mir die Liste der australischen Urologen geben und rief alle an, die einen ungarisch klingenden Namen hatten. Andràs hätte sich bestimmt mit einem Landsmann in Verbindung gesetzt. Komplette Fehlanzeige, keiner kannte ihn. Enttäuscht, aber nicht entmutigt flog ich wieder heim. Irgendwann würde mir der Bursche schon ins Netz gehen.

Andràs war ein fleißiger Mensch und hatte vor seinem Abtauchen häufig Kongressvorträge gehalten und in Fachzeitschriften publiziert. Damit könnte er jetzt eine Spur legen und sich verraten, dachte ich mir. Von jedem Fachkongress sah ich mir in der alphabetischen Autorenliste den Buchstaben F an, in Fachzeitschriften das Inhaltsverzeichnis mit den Namen. Es wurde zu einer Gewohnheit, ja Obsession. Ich spitzte viele meiner Kollegen an, auf Kongressen in aller Welt nach Dr. Fekete zu suchen. Ab und zu erhielt ich Hinweise, die sich aber bei genauerem Nachforschen in Luft auflösten.

Die Jahre vergingen. Andràs' Frau hatte die Suche aufgegeben. Sie hatte inzwischen einen neuen Partner. Heiraten konnte sie aber nicht, da Andràs noch nicht für tot erklärt worden war.

Eines Tages schlug gleichsam der Blitz ein. Irgendjemand rief mich an, dass auf dem kanadischen Urologenkongress in Vancouver ein Dr. Fekete als Autor für einen Vortrag eingetragen sei. Er würde zwar nicht selbst sprechen, aber über seinen Koautor müsste man an ihn herankommen.

Ich war wieder auf der Jagd. Ich sagte alle Termine in meiner Klinik ab und flog nach Vancouver. Andràs war nicht auf dem Kongress, aber ich traf den Koautor, mit dem Andràs eine neue Operationsmethode für Penismissbildungen entwickelt hatte. Andràs hatte seit Jahren eine Praxis in Saskatoon in der Provinz Saskatchewan. Das hörte sich nach Prärie, nach Sioux und Algonquin-Indianerstämmen an und weckte Erinnerungen an die Jugendzeit und Lederstrumpf. Ich hatte vom Koautor die genaue Adresse bekommen und machte mich auf nach Saskatoon. Anrufen wollte ich nicht. Andràs hätte bestimmt Nachforschungen befürchtet und sich verleugnen lassen. Ich nahm eine Taxe zum Flughafen. Großer Mist, wegen schlechter Wetterbedingungen waren alle Flüge von Vancouver nach Saskatoon gecancelt. Also 1.600 Kilometer mit dem Zug. Fast zwei Tage durch endlose, mit einer dünnen Schneedecke überzogene Prärien. Bei der Ankunft war ich gerädert. Draußen waren minus neun Grad – aber Fahrenheit, das waren minus 22 Grad Celsius! Ich war viel zu dünn angezogen, damit hatte ich nicht gerechnet. Rein ins warme Taxi. Die Praxis war in Lawson Heights, nahe der Universität. Der Fahrer lieferte mich an der Adresse ab und da stand ich nun vor einem Ärztehaus in der Kälte. Ich studierte die Schilder, aber ein Dr. Fekete war nicht darunter. Allerdings fiel mir auf, dass ein Schild vor Kurzem abgeschraubt worden sein musste, es hatte einen großen leeren Fleck in der langen Reihe der Arztnamen hinterlassen. Ich stürmte die Stufen hinauf und überfiel die Frau in der Anmeldung. »Where is Dr. Fekete?«

Dr. Fekete hatte die Praxis vor drei Wochen ganz plötzlich gekündigt und war unbekannten Orts verzogen. Verdammte Scheiße, das konnte doch nicht wahr sein! Unter der Hand sagte mir die Sekretärin, er hätte wegen Problemen mit einer Frau rasch verschwinden müssen. Näheres wusste sie nicht. Auf der Meldeabteilung des Bürgermeisteramts hatte man auch keine Ahnung, wohin er verzogen sein konnte. Draußen waren es jetzt minus 26 Grad Celsius. Aber der Flugverkehr war wieder aufgenommen worden. Ich hatte die Nase voll und flog so schnell es ging nach Hause. Schluss, Aus und Ende. Sollte der Idiot doch im hintersten Winkel der Erde sein Leben fristen, ich würde ihm nicht mehr nachlaufen. Ich legte die Suche nach Andràs ad acta und verschwendete kaum noch einen Gedanken daran.

Inzwischen waren wohl zwanzig Jahre vergangen und kein Mensch sprach mehr von Andràs. Die Zeiten hatten sich geändert. Das Internet kam auf und mit ihm medizinische Datenbanken. Endlich musste man nicht mehr in Bibliotheken Tausende verstaubte Karteikärtchen durchblättern und den Staub auch noch einatmen, wenn man etwas suchte. Wenn ich bei meiner wissenschaftlichen Arbeit in einer Datenbank im Internet war, konnte ich der Versuchung nicht widerstehen, hin und wieder in einer Verschnaufpause »Fekete, Andràs« einzugeben. Alles, was ich dabei fischte, waren Publikationen von Hals-Nasen-Ohren-Ärzten und Augenärzten dieses Namens. Andràs hatte bestimmt nicht das Fach gewechselt. Also durch die Bank Fehlanzeigen. Ob Andràs überhaupt noch lebte?

Immer seltener fiel er mir ein. Bis ich eines Tages das Programm des Südamerikanischen Kongresses für Urologie in Rio de Janeiro durchblätterte. Ich hatte nicht bewusst nach Dr. Fekete gesucht, aber mein Unterbewusstsein funktionierte perfekt. Da war er! Zusammen mit einem brasilianischen plastischen Chirurgen hatte er einen Vortrag über Hypospadien, angeborene Penismissbildungen, angemeldet. Mir lief es kalt den Rücken hinunter. Der Mistkerl war offenbar von Kanada nach Brasilien gezogen, wo ihn, so dachte er, keiner vermuten würde. Da noch ein paar Monate Zeit war, konnte ich den Kongressbesuch in Rio bequem organisieren. Ich rief wieder nicht vorher an, um Andràs keine Chance zu geben, sich zu verdrücken.

Als ich in Rio ankam, war ich aufgeregt. Die Adresse des plastischen Chirurgen hatte ich mir beschafft, er hatte eine Klinik in der Rua Dona Mariana im Stadtteil Botafogo. Seltsam, in der Straße praktizierten fast nur plastische Chirurgen. Auf dem Weg kam ich sogar bei dem berühmten Ivo Pitanguy vorbei. Ich fand die Klinik von Dr. Jobim, dem Koautor von Andràs, ganz leicht in dem vornehmen Viertel. Die Sekretärin schickte mich ins Wartezimmer, Jobim war noch bei einer Operation. Die Bezeichnung »Schönheitschirurg« wäre angebrachter, dachte ich, als ich die Fotos im Wartezimmer studierte. Nur Titten und Pos, die hoch angesetzten, straff und halbkugelig vorragenden brasilianischen. So versprach es wenigstens die Werbung von Dr. Jobim. Vermutlich hatte er einen Silikontank hinter dem Haus.

Nach einer halben Stunde war der Eingriff beendet. Jobim kam herein und begrüßte mich freundlich. Er war noch in OP-Kleidung, die Maske baumelte am Hals. Er kam sofort zum Punkt: Dr. Fekete flöge einmal im Monat für einige Tage aus Curitiba zu ihm nach Rio und assistiere ihm bei Geschlechtsumwandlungen. Jobim sei begeistert gewesen von der Zusammenarbeit und bedauere sehr, dass sie beendet sei. Mir fiel die Kinnlade runter, ich ahnte schon den nächsten Flop.

Jobim erklärte mir alles. Andràs war aus Kanada nach Brasilien gekommen und hatte sich in Curitiba niedergelassen. Er hatte eine Praxis eröffnet und war Berater an zwei Krankenhäusern. Curitiba im Staat Paranà hatte er ausgesucht, da es dort ganze Viertel mit europäischen Emigranten gab, darunter auch Ungarn, die untereinander ihre Sprache und Gebräuche gepflegt hatten. Andràs hatte es aber nicht geschafft, noch Portugiesisch zu lernen, Voraussetzung für einen besseren Patientenkontakt. Auch das Klima in Curitiba hatte er nicht vertragen. Kurzerhand hatte er alles aufgelöst und wieder einmal seinen Aufenthaltsort gewechselt. Erst einmal wollte er durch die Welt reisen, um zu sehen, wo es ihm gefallen würde und wo er arbeiten könnte, hatte er gesagt. Und Jobim hatte er fest versprochen, sich zu melden, sobald er wieder eine feste Adresse hatte. Er hatte sich natürlich noch nicht gemeldet, aber Jobim versprach mir, mich zu informieren, sobald er etwas wüsste.

Jobim lud mich zum Abendessen zu sich nach Hause ein. Ich erzählte ihm den Krimi von Andràs, der mich nun schon über fünfundzwanzig Jahre beschäftigte und von dem Jobim nicht die geringste Ahnung hatte. Er schüttelte nur den Kopf und musste immer wieder lachen. Als seine Frau in der Küche war, flüsterte er mir zu, dass es gar keine schlechte Idee wäre, mit seiner Geliebten auf diese Weise zu verschwinden.

Es war ein netter Abend, aber ich stand wieder einmal mit leeren Händen da. Auf dem Weg ins Hotel schwor ich mir, keine Minute mehr für die Suche nach Andràs zu verschwenden. Dr. Gulasch, du kannst mich kreuzweise, dachte ich bei mir. Aber schon im nächsten Augenblick überlegte ich weiter: Alles ist verjährt. Der Schweinehund könnte ohne Weiteres wieder nach Deutschland zurück. Aber dann gäbe es sicher Zoff mit seiner ersten Frau. Das war also ziemlich unwahrscheinlich. Ich war die Sache leid und unternahm nichts mehr.

Bis mich ein deutscher Freund und Arztkollege anrief.

»Ich habe da auf einem Kongress in Simbabwe einen Dr. Andràs Fekete kennengelernt, einen netten älteren Herren. Wir kamen ins Gespräch und er fragte mich nach dir. Jobim hat ihm mitgeteilt, dass du ihn suchst.« Mein Freund erzählte weiter, Fekete hätte sich nicht an mich erinnern können. Das machte aber nichts, ich sollte ihn ruhig einmal besuchen kommen. Er hatte meinem Freund auch eine Visitenkarte mitgegeben. Demnach lebte und arbeitete Andràs jetzt in Namibia, in der Hauptstadt Windhoek. Nach der Erlangung der Unabhängigkeit im Jahr 1990 hatte man dort, im ehemaligen Deutsch-Südwestafrika, dringend Ärzte gesucht. Er war sogar Professor geworden und operierte und unterrichtete am Windhoek Central Hospital, von dem ich natürlich noch nie gehört hatte.

War das nun ein Abstieg oder ein Aufstieg? Hörte sich ja wild an, seine Laufbahn von Kanada über Brasilien nach Afrika. Egal, ich brach mein mir selbst gegebenes Versprechen und plante, zum nächstmöglichen Termin nach Namibia zu fliegen. Ich schob einen Kongress vor, denn wegen meiner nun dreißigjährigen erfolglosen Suche hätten mich meine Frau samt unserer inzwischen erwachsenen Kinder für völlig bescheuert gehalten, wenn ich ihnen erzählt hätte, was ich vorhatte.

Ein paar Wochen später stieg ich im Hosea Kotaku International Airport aus dem Flieger. »International Airport« war ein bisschen hoch gegriffen, dafür ging es zu gemütlich zu auf der einzigen Landebahn. Es wehte ein angenehm laues Lüftchen, während Europa unter Schnee lag. Ich war angespannt und trotzdem gut gelaunt. Wie ein Großwildjäger kurz vor dem Schuss, die Beute schon im Fadenkreuz. Dr. Gulasch, ich hab dich im Sack, ich werde dich verhören, du wirst mir jede Einzelheit deiner Flucht vor dreißig Jahren berichten und wie es dann weiterging – genauso wie jede deiner Weibergeschichten! So malte ich mir unser Zusammentreffen aus, während ich im Mietwagen auf sonnigen und ziemlich leeren Straßen die fünfzig Kilometer in Richtung Windhoek fuhr. Es war eine vollkommen öde Landschaft, in der nur ein paar Grasbüschel wuchsen. Der Wind wirbelte gelben Staub auf, der durchs geöffnete Autofenster hereinkam und zwischen den Zähnen knirschte. Bald erkannte ich in der Ferne die ersten Baracken der Vorstadt von Windhoek. Ich legte mir den Stadtplan mit der eingezeichneten Route auf das Lenkrad.

Als Mitbringsel hatte ich drei Flaschen Zwack Unicum, original aus Budapest, jenen ungarischen Magenschnaps aus den kugelförmigen Flaschen, die aussehen wie kleine Bomben, im Koffer. Die drei Flaschen und noch viel mehr Alkoholisches hatte mir ein bekannter ungarischer Pianist geschenkt, nachdem ich ihn von seiner Prostata befreit hatte.

Mit meinem Stadtplan fand ich die kleine weiße Villa in Windhoek in der Hans-Dietrich Genscher Street ohne Schwierigkeiten. Alles wirkte deutsch, nicht nur der Straßenname. Ich meinte, auf dem falschen Kontinent gelandet zu sein.

»Professor Andràs Fekete M.D.« stand auf dem blank polierten Messingschild. Ich klingelte. Eine freundlich lächelnde junge Schwarze öffnete. Ihr fehlte ein oberer Schneidezahn, was meinen Blick wie magnetisch anzog, obwohl ich als höflicher Mensch nicht hinschauen wollte. Genauso wenig wie auf ihren ausladenden, in Bluejeans gezwängten Hintern, auf dem man gut und gern ein Tablett hätte abstellen können.

Ich hielt sie für eine Hausangestellte, bis sie sagte: »Just a moment, please, my husband is in the garden.« Im selben Moment kam er auch schon um die Ecke. Ein schmaler, weißhaariger Mann um die siebzig, ohne jede Ähnlichkeit mit dem Andràs, den ich vor dreißig Jahren zum letzten Mal gesehen hatte. Er umarmte mich freundlich und bat mich auf die Veranda. Seltsam, wie sich die Menschen im Alter verändern. Oder war er es doch nicht? Ich konnte in seinem Gesicht keine bekannten Züge finden. Da mir so etwas nach langer Trennung schon häufiger vorgekommen war, machte ich mir erst mal nichts daraus. Vor der Veranda tollten seine fünf Kinder, das älteste höchstens zehn Jahre alt, und beachteten mich nicht.

Andràs hatte sein ungarisch gefärbtes Deutsch fast völlig verlernt, sodass wir uns auf Englisch unterhielten. Aber zuerst goss ich jedem von uns einen großen Zwack Unicum ein.

Dann erzählte er mir sein Leben. Er stammte aus Ungarn, aber nicht aus Györ. Er war – damals schon fertiger Facharzt für Urologie – geflüchtet, auch über die March, und nach einem halben Jahr in Österreich direkt nach Kanada ausgewandert. Dort hatte er seine Praxis in Saskatoon und einen guten Posten im Krankenhaus bekommen. Sein Lebenswandel mit wechselnden Freundinnen wurde von den bigotten Radikalevangelischen mit ihren selbst ernannten »Reverends« und Bischöfen als Grund angesehen, ihm die Kündigung nahe zu legen. Er hatte zwar gut verdient, aber da ihm Saskatoon zu langweilig und zu kalt war, wollte er ohnehin weg. Nach Brasilien, in die Wärme. Das Weitere hatte mir Jobim bereits erzählt. Es stimmte auf den Punkt. In Deutschland gearbeitet hatte er nie, geschweige denn eine Praxis gehabt oder mit mir die Ausbildung an der Uni in München gemacht.

Er war der falsche Andràs. Es war gar nicht anders möglich. Gleicher Name, gleicher Beruf, aber eben der falsche Mensch. Ich war dreißig Jahre lang einem Phantom hinterhergelaufen, hatte eine Menge Geld ausgegeben und das war jetzt das Ende?

Dann schilderte ich ihm den Lebenslauf des Andràs, den ich suchte. Er dachte angestrengt nach, kannte trotz der Namensgleichheit aber niemanden, der dazu passte. Wir trösteten uns mit weiteren Zwacks und er fiel wieder ins Deutsche: »Gibt vielä Fekete in Ungarn, musst du weiter suchän!«

Inzwischen duzten wir uns.

Mir stieg ein Duft in die Nase, den ich jahrelang nicht mehr gerochen hatte.

»Was kocht deine Frau?«, fragte ich.

»Normalerweis kocht nur einheimisch Tradition. Einzige wos ich ihr hobe gelärnt is Gulasch.« Dafür ließe er sich den Rosenpaprika von Kotanyi direkt aus Ungarn kommen.

Wir gingen in die Küche. Ich hob den Deckel vom Kochtopf und lugte hinein.

»Nix Gulasch, is Pörkölt«, sagte ich, seine Sprechweise nachahmend. Die Tränen stiegen ihm in die Augen.

»Du värstähst Ungarn und ungarische Sääle!«

Nach einer erneuten Umarmung und Verbrüderung, diesmal mit Bier, verputzten wir zu zweit das Pörkölt, das gut für vier Personen gereicht hätte. Nach dem Essen begann Andràs zu singen, ungarische Lieder, Melodien aus der *Csárdásfürstin* und sogar den *Radetzkymarsch*. Das ging so lange, bis die Flasche Zwack Unicum leer war.

Ich schaffte es gerade noch bis in einen Nebenraum, wo ich mich auf eine Pritsche warf und mit Magendrücken einschlief. Auto fahren konnte ich nicht mehr.

Am nächsten Morgen weckten mich die Kinder zum Frühstück. Ich hatte seltsamerweise keinen dicken Kopf und fühlte mich gut. Der falsche Andràs und ich frühstückten ausgiebig, versprachen einander, in Kontakt zu bleiben und auf jeden Fall weiter zu suchen. Bei der Abfahrt winkten mir alle nach.

Den richtigen Andràs habe ich nie gefunden. Er blieb verschwunden. Für immer.

Er hat alle reingelegt. Sogar mich.

12.

Hackethal vergib!

Die Älteren werden sich noch an ihn erinnern: Professor Dr. Julius Hackethal, in seinen großen Zeiten der streitbarste Arzt und Chirurg Deutschlands. In den Siebziger- und Achtzigerjahren des vergangenen Jahrhunderts war er in aller Munde oder genauer gesagt in allen Medien, von der Bildzeitung bis zum Fernsehen. Eines Tages saß ich ihm leibhaftig und Aug in Aug als Vertreter der Ärzteschaft in einer Talkshow gegenüber. Zahn um Zahn wäre für mich schlecht ausgegangen: Hackethal hatte die Statur eines Freistilringers und ich hätte physisch keine Chance gegen ihn gehabt.

Hackethal war telegen, ein guter Typ: bullig, muskulös, ein markanter Schädel mit buschigen Augenbrauen, grauem Haarkranz und dazu strahlend blauen Augen. Aus dem am obersten Knopf geöffneten Hemd quollen die Brusthaare. Seine Diktion war geschliffen und provokant. Er hämmerte seine Sätze wuchtig wie Zeitungsüberschriften raus – und erzielte Wirkung damit. Schlug ihm – wie fast immer – Widerspruch entgegen, wurde er ätzend. Er hatte sich aber trotz aller Aggressivität meist in der Gewalt und rastete nicht aus. Im Gegensatz zu den meisten Ärzten, die gegen ihn wegen ihrer akademischen Argumentationsweise wie blasse Würstchen wirkten, war er ein rhetorisches Talent und hatte jede Menge Medienerfahrung.

In der Fernsehdiskussion ging es wieder einmal um Prostatakrebs. Für die Diskussion wusste ich die gesamte Ärzteschaft

Deutschlands und die geballte Wut der Urologen hinter mir. Das verlieh mir Flügel und eine gehörige Portion Überheblichkeit, die ich auch deutlich zur Schau stellte. Ich schlug mich wacker, sprach aber viel zu ausführlich und wissenschaftlich. Das führte nur dazu, dass der Moderator mehrmals, während ich noch sprach, einfach das Wort an den Nächsten in der Runde weitergab. Mit Hackethal machte er das nicht ein einziges Mal. Das Ende der Diskussion war wie immer: Ein jeder hatte sich mordsmäßig aufgeregt, fühlte sich im Besitz der Wahrheit und ging bestärkt in seiner eigenen Meinung nach Hause.

Die berühmte Affäre Hackethal – eigentlich waren es ja viele Affären – hatte eine lange Vorgeschichte: Bekannt wurde Hackethal 1963 im skurrilen »Erlanger Professorenstreit«. Bereits selbst außerodentlicher Professor, war er Oberarzt an der Chirurgischen Universitätsklinik Erlangen. Deren Chef und damit Vorgesetzter Hackethals war Professor Hegemann.

Hackethal hielt ihn für unfähig und für eine Gefahr für die Patienten. Er zeigte Hegemann an. Aber nicht einfach beim nächsten Polizeirevier. Nein, jeweils eine halbe Stunde vor dem Beginn einer Operation durch Hegemann, die Hackethal für nicht indiziert hielt, schickte er eine Depesche an den bayerischen Kultusminister: »Kranke ... in akuter Gefahr. Vermute verbrecherisches Vorhaben von Prof. Hegemann. Morddezernat der Staatsanwaltschaft Nürnberg kann operative Tätigkeit von Prof. Hegemann ... noch nicht unterbinden.«

Von da an war Hackethal im Rampenlicht der Presse und blieb es bis zu seinem Tod.

Der Streit eskalierte. Beide erklärten einander in der Öffentlichkeit für unfähig. Hegemann forderte die Entlassung Hackethals, aber das ist bei einem Beamten gar nicht so einfach. Die beiden begegneten sich weiterhin in der Klinik und es drohten Handgreiflichkeiten. Schließlich beantragten sowohl Hackethal als auch Hegemann einen Waffenschein, um sich vor einem Anschlag des jeweils anderen zu schützen. Das alles wurde in der Presse genüsslich zerpflückt und sorgte für fette Schlagzeilen.

Hackethal musste schließlich die Universitätsklinik Erlangen verlassen und wurde Chefarzt in Lauenburg. Es war ein kurzes Intermezzo, bald verkrachte er sich mit der Verwaltung und musste erneut gehen. Er eröffnete daraufhin eine chirurgische Praxis und war nun sein eigener Herr. Während der nächsten Jahre operierte er Tausende Patienten mit sehr gutem Erfolg und war ein gefragter Gutachter. Von seiner Zunft, den Chirurgen, hielt er nach wie vor nicht viel. 1976 erschien sein erstes Buch, *Auf Messers Schneide*. Es wurde auf Anhieb ein Bestseller und wirbelte enorm viel Staub auf. Das Buch besagte nichts anderes, als dass bei Chirurgen zu viele vermeidbare Fehler passierten und alle dazu schwiegen. Das waren Fakten, aber die Ärzte und besonders ihre Funktionäre schäumten vor Wut über den »Nestbeschmutzer«. Es begann ein Kesseltreiben gegen Hackethal.

Die Rache war trickreich. Fachlich konnte man ihm nichts anhaben. Also versuchte man, ihm die Kassenzulassung aufgrund kleinlicher bürokratischer Vorwürfe zu entziehen: Sein Briefkopf sei »nicht standesgemäß«, er habe ungerechtfertigte Kassenleistungen von 142 D-Mark abgerechnet und sein Verhalten sei unkollegial. Auf seine präzisen fachlichen Vorwürfe an die Gilde der Chirurgen ging man jedoch überhaupt nicht ein. Nach einer Serie von Prozessen, die er nicht verlor, schmiss er den Funktionären seine Kassenzulassung vor die Füße, er verzichtete darauf. Natürlich geschah das wiederum äußerst medienwirksam in Anwesenheit der Presse. Hackethal wollte mit der »Patienten verarbeitenden Medizinalindustrie« nichts mehr zu tun haben.

Nach dem Verlust der Krankenkassenzulassung eröffnete Hackethal eine Privatklinik. Er wollte eine humane Krankenpflege, chirurgische Qualitätsarbeit und sich selbst sah er als »Patientenarzt«, als Anwalt der Interessen der Patienten. Im Umgang mit Behörden, Krankenkassenfunktionären und Standeskollegen war

Hackethal aggressiv und ein furchtloser Draufgänger. Seine Patienten jedoch beschrieben ihn stets als äußerst sanft und liebenswürdig.

Sein streitbares Naturell erhielt er sich auch nach seinem ersten Buch gegen die Chirurgen. 1977 folgte *Nachoperation*. Das Buch beschäftigte sich diesmal mit der Krebsbehandlung, einem besonders emotionsbeladenen Thema. Ausführlich widmete sich Hackethal dem Prostatakarzinom und nahm sich die Urologen zur Brust. Sein Ratschlag: Sobald du einen Urologen siehst, nimm die Beine in die Hand und lauf weg, so schnell du kannst. Eine Diktion in der gewohnten »Verve und Sprachgewalt« Hackethals, wie *Der Spiegel* schrieb.

Was war der Hintergrund für diese Empfehlung, dieses Misstrauen gegenüber seinen Urologen-Kollegen? Da war zum einen die Vorsorgeuntersuchung auf Prostatakrebs, gerade eingeführt und eine heilige Kuh für das deutsche Gesundheitswesen. Hackethal polemisierte dagegen, die Prostatavorsorge hielt er für völlig unnütz, ja schädlich. Zum anderen polterte er gegen die Operationsfreudigkeit der Urologen. Wurde ein kleiner Krebsknoten in der Prostata festgestellt, der dem Patienten überhaupt keine Beschwerden verursachte, stand reflexartig fest: Die Vorsteherdrüse muss raus. Diese sogenannte radikale Prostatektomie hat in einem nicht geringen Prozentsatz Impotenz und dauerndes Einnässen zur Folge. Hackethal nannte den Eingriff eine Verstümmelung, die viel zu oft durchgeführt würde.

Das Establishment der Urologen jaulte auf. Aber anstatt zu versuchen, seine Argumente sachlich und logisch zu widerlegen, zahlte man es Hackethal mit gleicher Münze heim, noch schlimmer sogar. Medizinprofessoren scheuten sich nicht, ihn öffentlich einen Verbrecher und Mörder zu nennen. Es setzte eine Hexenjagd gegen ihn ein. Und ich gestehe, auch ich habe in Artikeln und Interviews kräftig gegen ihn gestänkert! Ich muss ihm Abbitte leisten.

Denn heute sieht die Sache anders aus. Zig Studien an Tausenden von Patienten konnten keinen eindeutigen Beweis dafür erbringen, dass die Prostatavorsorgeuntersuchung die Lebenserwartung verlängert. Hackethal hatte das sehr früh erfasst. Er schrieb damals: »Die Krebsvorsorge ist kein Selbstzweck. Sie hat nur dann einen Sinn, wenn aus der frühen Entdeckung eine größere Heilungschance oder Verbesserung der Lebensqualität resultiert.« Genau darin liegt das Problem. Der Prostatakrebs wächst meist sehr langsam und bei über der Hälfte aller Männer über sechzig, die an anderen Ursachen verstarben, findet man bei der Obduktion mikroskopisch kleine Krebsherde in der Prostata. Die Betroffenen wussten und merkten nichts davon. Hackethal drückte das auf seine drastische Weise aus: »Nicht jeder Krebs ist ein Raubtierkrebs, es gibt auch viele Haustierkrebse, besonders in der Prostata.« Dafür wurde er verlacht.

Wird bei der Vorsorgeuntersuchung bei einem Patienten ein Krebsknötchen entdeckt, was macht man dann? Um einen einzigen derartigen Patienten vor dem Tod an Prostatakrebs zu bewahren, müssen 49 Patienten operiert werden, sich einer radikalen Prostatektomie mit den geschilderten Nebenwirkungen unterziehen. Die 48 anderen Operierten haben eine unnütze und riskante Überbehandlung erfahren, hätten ihren Krebs wahrscheinlich nie bemerkt und wären an anderen Ursachen verstorben – ohne impotent zu werden oder in die Hosen zu machen. Leider gibt es noch keinen Test, um vorherzusagen, welcher Krebs in der Prostata ein Raubtierkrebs wird, welchen Patienten es trifft. Man kann nur beobachten und bei Fortschreiten der Erkrankung eine Therapie einleiten. So erspart man vielen Männern eine unnötige und riskante Operation.

Heute hat still und leise auch die Fachwelt ihre Meinung zum Thema geändert. Man spricht vom »low grade carcinoma«, das man nur beobachten muss, statt in jedem Fall gleich zu operieren. Natürlich sagt man nicht »den Haustierkrebs beobachten«, sondern auch in Deutschland »active surveillance« und »watchful waiting«, das hört sich schön geschwollen und wissenschaftlich an. Aber letzten Endes ist das nichts anderes als das, was Hackethal vor über dreißig Jahren postulierte. Kein Schwein erinnert sich mehr daran, würde Julius Hackethal mit seinen Worten von der Wolke aus sagen, auf der er heute vielleicht sitzt.

Die Mediziner haben Hackethal stets übel genommen, dass er seine Thesen in der Boulevardpresse unters Volk brachte, statt sie bei Fachjournalen zur Veröffentlichung einzureichen. Wie das ausgegangen wäre, kann man sich an fünf Fingern abzählen. Hackethal, der Außenseiter, hätte ein standardisiertes Antwortschreiben erhalten: »Wir danken Ihnen für Ihren interessanten Beitrag. Leider passt er nicht in das Profil unserer Zeitschrift. Wir wünschen Ihnen viel Glück bei der Suche nach einem geeigneten Publikationsorgan.« Und kein Mensch hätte jemals mehr von Hackethal und seinen Ideen gesprochen.

Der Hochmut der Schulmediziner hat schon öfter Ärzte mit unkonventionellen Ideen zur Verzweiflung getrieben. Ein Beispiel aus der jüngeren Vergangenheit sind Magengeschwür und Gastritis. Zu viel Magensäure und Stress sind die Ursachen dafür. Diese Lehrmeinung stand felsenfest. Sie stand auch weiter felsenfest, als zwei australische Ärzte, Barry Marshall und John Robin Warren, im Jahr 1983 in Gewebeproben von Gastritiskranken ein neues Bakterium entdeckten: Helicobacter pylori.

Ein Bakterium als Ursache des Magengeschwürs? Marshall und Warren wurden von der medizinischen Forschung nicht ernst genommen, ihre Publikationen überall abgelehnt. »In der ätzenden Magensäure können Bakterien nicht überleben, Punkt, Schluss!«, war die Reaktion der Medizinkoryphäen. Das erinnerte mehr an das Zentralkomitee einer kommunistischen Partei als an einen offenen Wissenschaftsbetrieb. Marshall und Warren waren nahe daran aufzugeben.

Erst durch einen Selbstversuch kam der Durchbruch. Die beiden tranken jeder ein volles Reagenzglas Bakterienbrühe mit Helicobacter pylori aus. Nach vierzehn Tagen hatten sie Magenschmerzen und eine saftige Gastritis, die sie durch eine Magenspiegelung nebst Probenentnahme bestätigen ließen. Und das Schöne daran: Die Gastritis konnte binnen kurzer Zeit mit Antibiotika geheilt werden.

Jetzt kam man an der Anerkennung ihrer Entdeckung nicht mehr vorbei. Das Bakterium wurde 1989 endlich weltweit als Ursache von Gastritis und Magengeschwüren akzeptiert. Marshall und Warren wurden mit Auszeichnungen überhäuft, als Krönung erhielten sie 2005 den Nobelpreis. Das schlechte Gewissen des Medizinestablishments war damit beruhigt.

Hackethal suchte sich 1984 ein neues Feld als Kampfplatz: die Sterbehilfe. Eine Patientin im Endstadium einer schmerzhaften und entstellenden Krebserkrankung hatte sich an ihn gewandt. Sie hielt ihren Zustand nicht mehr aus, wollte nicht mehr leben. Hackethal stellte ihr Zyankali zur Verfügung, auflösen und einnehmen musste sie es selbst. Hackethal hatte sich juristisch abgesichert. Hätte er ihr den Becher an den Mund geführt, wäre sein Verhalten strafbar gewesen. So war es nur Beihilfe zum Selbstmord und kein Straftatbestand – nach dem Strafgesetzbuch. Die Standesordnung der Ärzte war da strenger, sein Verhalten war standeswidrig. Aber Hackethal war ja auf Provokation aus. Er leugnete seine Sterbehilfe nicht, ja er forderte sogar, dass sie in die Standesordnung der Ärzte aufgenommen würde.

Wieder ging ein Aufschrei durch die Reihen der Ärztefunktionäre. »Hackethal muss weg«, »Er hat das Recht verloren, Arzt zu sein« und »Er ist eine schwere Gefahr für die Allgemeinheit«, tönten sie. Erneut versuchte man, ihm die Berufserlaubnis zu entziehen. Alle Verfahren gegen ihn endeten ohne Verurteilung. Hackethal provozierte weiter und wich keinen Schritt zurück. Er setzte eine Diskussion in Gang, die einen Wertewandel in der Ärzteschaft bewirkte. Es dauerte fast dreißig Jahre, bis auf dem Deutschen Ärztetag 2010 offen über Sterbehilfe diskutiert werden konnte. Eine interne Umfrage, die man am liebsten unter Verschluss gehalten hätte, ergab, dass sich 37 Prozent der Ärzte für die Sterbehilfe ausgesprochen hatten. In der Bevölkerung ist sogar die Mehrheit dafür. Die ärztliche Standesordnung wird wohl geändert werden müssen.

Professor Dr. Julius Hackethal hat einst einige Steine ins Rollen gebracht. Sie sind noch nicht am Fuße des Berges angekommen, rollen aber weiter und werden eines Tages ihr Ziel erreichen. Vielleicht erinnert man sich dann an Hackethal, den Michael Kohlhaas der deutschen Medizin. Ein Kranz von der Ärztekammer für ihren einstigen Intimfeind sollte allemal drin sein. Mit folgender Aufschrift auf der Schleife: »Hackethal vergib!«

In den weiteren Jahren bis zu seinem Tod vergaloppierte sich Hackethal in sektiererischen Thesen zur Krebsbehandlung. Diese erarbeitete er sich nicht, sie wurden ihm eines Sonntagnachmittags plötzlich klar. Er behauptete, jeden Krebs durch eine Behandlung mit zehnfach überdosierten Anti-Sexualhormonen heilen zu können. Niemand nahm ihn mehr ernst, auch die Presse hatte ihr einstiges Lieblingskind fallen gelassen. Hackethal starb 1997 an Lungenkrebs. Sich selbst vermochte er nicht zu helfen.

13.

Vor dem Lesen
Passwort eingeben

Früher hatten die Ärzte ihre Geheimsprache, ein Kauderwelsch aus Latein und Griechisch, oftmals sogar zusammengesetzt in einem einzigen Wort. Den Philologen standen die Haare zu Berge. Macht nichts, Hauptsache, der Patient verstand nichts! Heute aber fordern Politiker und Soziologen den aufgeklärten Patienten. Und übers Internet kann sich jeder medizinisch aufklären lassen, ja selbst Diagnostik und Therapie festlegen – scheinbar! Denn bei einer schweren Erkrankung ist der Patient nach wie vor ein Häuflein Elend, wie schon seit Tausenden von Jahren. Er muss erkennen, dass er die Information aus dem Internet gar nicht richtig bewerten kann, und überlässt seinem Arzt vertrauensvoll die Führung und Beratung. Jedenfalls meistens.

Aber auch im Internet gibt es Barrieren. »Stopp! Zutritt nur für medizinische Fachkreise«, heißt es immer dann, wenn es richtig interessant wird. »Mailen Sie uns eine Kopie Ihrer ärztlichen Approbationsurkunde und Sie erhalten binnen 24 Stunden ein Passwort per E-Mail.« Nichts für Laien also. So ganz aufklären will man die Patienten dann wohl doch noch nicht. Warum eigentlich sollen sie nicht alle Nebenwirkungen der Medikamente bis ins Detail studieren können, bis es sie schaudert? Oder die Ergebnisse des letzten Kongresses der Gerichtsmediziner samt Fotos durchblättern? Auch die Berichte der Psychiater zu sexuellen Deviationen sind recht interessant. Für Hypochonder äußerst ergiebig sind Hunderte Bilder von Hautkrankheiten, die sie nach und nach an sich diagnostizieren können.

Nein, es steht fest: Auch der mündige Patient muss geschützt werden. Deshalb fordere ich zartbesaitete Gemüter und Ästheten auf, dieses Kapitel rasch zu überblättern. Aber Achtung, auch noch das darauffolgende hat es in sich.

Überlegen Sie gut und treffen Sie Ihre Entscheidung! Wer weiterlesen will, erhält hiermit ein temporäres virtuelles Passwort und kann einen Blick in die raue medizinische Wirklichkeit werfen – wie aus der Perspektive von Charles Bukowski: von unten, ehrlich und ohne moralische Wertung.

Haben Sie schon mal was von den Staubsaugermännern gehört? Dabei geht es um autoerotische Handlungen. Zur Masturbation stecken Männer ihren Penis in den laufenden Staubsauger und erhoffen sich davon den ultimativen Kick. Das ist kein Witz, bei Google und Wikipedia finden sich zahllose Einträge dazu. Sogar eine Doktorarbeit wurde 1978 zum Thema Staubsaugerverletzungen verfasst. Für die literarisch Interessierten: 2004 rezitierte Charlotte Roche Auszüge aus dieser Doktorarbeit in einem Kölner Theater und ging später mit der »Penislesung« auf Tournee. Wiederholt seien Männer dabei ohnmächtig geworden. (Mit *Feuchtgebiete* und *Schoßgebete* ist Roche offenbar diesem Genre treu geblieben.)

Die Sogwirkung eines modernen Staubsaugers ist verheerend. Der Penis wird gleichsam zerfetzt, die Eichel durch den Unterdruck oft glatt abgerissen. Die operative Rekonstruktion ist äußerst zeitaufwendig und schwierig. Oft muss der Penis teilweise amputiert werden, da Harnröhre und Schwellkörper zerstört sind. Die Reue kommt zu spät. Seltsam, dass sich keiner meiner Patienten, die ich nach einem Staubsaugerunfall operiert habe, vorher Gedanken über die Gefahr gemacht hat. Ein vorsätzlich selbstverletzendes Verhalten hatte jedenfalls keines der Staubsaugeropfer im Sinn.

Auch hatten sie vorher vom Staubsaugersex noch nie etwas gehört, sie waren von selbst darauf gekommen.

In einem Staubsauger ist der Propeller immer hinter dem Staubbeutel angebracht, kann also mit dem Penis nicht direkt in Berührung kommen. Es gibt – oder besser: gab – aber eine Ausnahme: der Handstaubsauger Marke »Kobold« von der Firma Vorwerk. Bei diesem liegt der Propeller am Ende eines elf Zentimeter langen Plastikrohrs und vor dem Staubbeutel. Bei einer durchschnittlichen Länge des erigierten mitteleuropäischen Penis von vierzehneinhalb Zentimetern ist das Zusammentreffen mit dem Propeller vorgegeben und unausweichlich. Zusätzlich zur zerstörerischen Wirkung des Sogs schneidet der »Kobold«-Propeller Scheiben vom Penis ab wie von einer Salami. Dementsprechend sahen die Penisse aus. In Urologen-Fachkreisen sprach man schon vom »Morbus Kobold«, wenn einem wieder die typische Verletzung unterkam. Ende der Siebzigerjahre hat die Firma Vorwerk dann das Bauprinzip geändert und den Propeller hinter den Staubbeutel verlagert. Noch 1985 reichte die Firma eine Unterlassungsklage gegen den Chaos Computer Club ein, der die Geschichte mit dem »Kobold« auf einer Bildschirmtextseite unter dem Titel »Onanie macht krank« aufgriff. In einem skurrilen Prozess wurde die Klage abgeschmettert, da sich die Echtheit der geschilderten Fälle herausstellte.

Nun, das ist mittlerweile Historie und ich rechne nicht damit, dass mir Vorwerk deshalb auf den Pelz rückt.

Diese Verletzungsart hat schon etwas Verrücktes an sich. Noch verrückter aber sind die Ausreden, die die Patienten erfinden, wenn sie den Unfallhergang schildern. Natürlich schämen sie sich entsetzlich. Auch wenn man ihnen auf den Kopf zusagt, dass sie sich offenbar selbst befriedigen wollten, tischen sie einem die unglaublichsten Geschichten auf: »Ich habe, weil es so heiß war, meine Wohnung nackt geputzt, da ist mir der Staubsauger auf den Penis gefallen.« Oder: »Ich lag nackt auf dem Sofa und meine

Frau hat den Teppich gesaugt. Da fiel ihr der Schlauch aus der Hand und der hat sich dann an meinem Penis festgesaugt.«

Auch häufig: »Wegen der Hitze habe ich mein Auto nackt repariert und bin mit dem Penis in den Kühlerventilator geraten.«

Glasscherben, in die man fiel, oder Teppichmesser, mit denen man sich verletzte, müssen ebenfalls als Ausreden herhalten.

Von nicht zu überbietender Dummheit aber zeugt der folgende Vorfall: Ein junger Mann steckte seinen Penis in den laufenden Staubsauger und wurde mit den üblichen schweren Verletzungen in eine urologische Klinik eingeliefert. Mühsam konnten die Operateure sein Glied wieder zusammenflicken. Der Vater des Opfers traute der Geschichte nicht und vermutete, die Freundin seines Sohnes habe diesem in Wirklichkeit den Penis abbeißen wollen. Er glaubte nicht, dass ein Staubsauger derartig schwere Verletzungen verursachen könne und machte die Probe aufs Exempel: Er steckte selbst seinen Schniedel in den Staubsauger. Das Resultat war das übliche: schwere Zerreißungen am Penis und eine komplizierte Operation. Schließlich lagen beide, Vater und Sohn, im gleichen Zimmer. Beide mit einem dicken Verband um den Penis und mit einem Katheter in der Harnröhre, durch den der Urin langsam in einen Beutel tröpfelte. Sie hatten viel Zeit zum Nachdenken.

Was sich für Nicht-Urologen sensationell anhört, war für uns – die Operationsmannschaft aus zwei Operateuren, zwei Operationsschwestern, dem Narkosearzt und seinem Assistenten – nur noch bloße Routine. Die Situation entlockte uns lediglich den müden Ausspruch: »Warum müssen die Idioten ihre Schwänze gerade um ein Uhr nachts in den Staubsauger stecken? Bis wir mit allem fertig sind, ist es mindestens vier Uhr morgens und dann lohnt es sich nicht mehr, vor dem Tagdienst noch mal ins Bett zu gehen.« Um halb acht standen wir dann nach einem Kaffee und einer Zigarette mit verquollenen Augen und bleiernen Gliedern wieder im Operationssaal und wuschen uns für das folgende tägliche Normalprogramm. Freizeit nach einem anstrengenden Nachtdienst gab es noch nicht.

Aber nicht nur die Staubsaugergeschädigten sorgten für zusätzliche Arbeit. Auch andere »Spezialisten« hielten uns im Dienst auf Trab. Immer wieder ziehen sich Männer Ringe aller Art zur Luststeigerung über den Penis. Jedoch nicht die Penisringe aus Gummi für eine bessere Erektion von Beate Uhse, die man leicht abkriegt. Nein, Eheringe, verschiedenste Metallringe und sogar große Muttern aus härtestem Stahl. Auch Stücke von Metall- und Plastikrohren oder Installationsmaterial für Wasserleitungen werden gern genommen.

Das Überstreifen geht leicht, doch dann kommt es zur Erektion und der Blutabfluss aus dem Penis wird verhindert, es staut sich. Auch wenn die Lust vergangen und der Panik gewichen ist, schwillt das edle Organ nicht ab und der Ring oder das Rohr lassen sich nicht mehr entfernen. Wildes Manipulieren verschlimmert nur die Situation und schließlich kommen Schmerzen hinzu. Jetzt wäre es an der Zeit, einen Urologen aufzusuchen, aber die Angst vor der Schande ist zu groß. Also legt man sich ins Bett und hofft auf ein Wunder – das natürlich nicht eintritt.

Sind die Schmerzen nicht mehr auszuhalten und nimmt der Penis langsam eine blaue Färbung an, ist plötzlich die Angst vor feixenden Krankenschwestern völlig egal, das nächste Krankenhaus wird angesteuert. Den Penis schamhaft in ein Küchenhandtuch eingewickelt, trifft der Patient dann mit offener Hose ein. Inzwischen ist es lange nach Mitternacht und alle freuen sich wieder über einen Idioten, für den sie aufstehen und arbeiten dürfen (siehe oben).

Ein Ehering ist kein Problem. Mit einem Seitenschneider wird er an zwei Stellen durchtrennt und der Patient, oder besser gesagt sein Penis, ist wieder frei. Der Ehering ist natürlich hinüber. (Und die beiden Hälften werden kommentarlos der wartenden Ehefrau übergeben. Für alle Erklärungen ist der Patient selbst zuständig.)

Man muss nur gut aufpassen, um die darunterliegende Penis-haut nicht zu verletzen. Da diese Fälle gar nicht so selten sind, hatte ich in der Krankenhausambulanz immer eine Notausrüstung bereitliegen: Seitenschneider, Metallsäge, Feile und Miniflex. Unter einer ärztlichen Notfallausrüstung stellt man sich gemein-hin etwas anderes vor.

Schon schwieriger wird es bei härteren Materialien. Feilen und sägen kann man in der Nähe so delikater Strukturen nur mit äußerster Vorsicht. Eine Miniflex mit Korundscheiben aus dem Bastelkeller tut auch gute Dienste. Bei dicken Ringen und Muttern aus Edelstahl mussten wir trotz aller Geschicklichkeit passen. Was tun in so einem Fall? Die Feuerwehr rufen! Die rückt dann mit schwerem Gerät an, was der arme Tropf von Patient mit angstgeweiteten Augen registriert. Bei allen Befreiungsversuchen ist es oberstes Gebot, den Penis nicht noch zusätzlich zu beschä-digen. Das Hauptproblem bei allen schleifenden und schneiden-den Maschinen ist die große Hitze, die entsteht und zu schweren Verbrennungen führen kann. Man muss also den Vorgang mit Wasser kühlen, das durch die Flex in alle Richtungen verspritzt wird. Sehr zur Freude der Operationsschwester, die danach alles wieder putzen muss.

Irgendwie haben wir im Endeffekt alle Ringe und Rohre der verschiedensten Art abgekriegt. Nur war es oft zu spät. Manche Patienten kamen erst nach Tagen, um sich Hilfe zu suchen, als der Penis schon ganz schwarz war. Hält die Stauung zu lange an, stirbt der Penis ab, wird gangränös. Dann bleibt nur noch die Amputation. Kein schönes Ende bloß wegen einer dummen Idee.

Ein Kapitel für sich sind auch die Urethralerotiker, die sich zur Stimulation und zum Lustgewinn alles Mögliche in die Harnröhre stecken. Eine Sache, die gar nicht so selten ist. Schon Sigmund Freud hat darüber geschrieben, ja es gibt ganze Bücher über Urethralerotik von anderen Autoren. Sie sind leider vergriffen und auch im Antiquariat nicht mehr zu finden. Offenbar gibt es zahlreiche Liebhaber dafür, in deren Privatbibliotheken sie verschwunden sind.

Jedenfalls gibt es sowohl Frauen als auch Männer, die sich Gegenstände in die Harnröhre einführen. Nur ist bei der Frau die Harnröhre viel kürzer als beim Mann, sodass Gegenstände viel leichter in die Harnblase rutschen, aus der sie von alleine nicht mehr herauskommen. Am beliebtesten sind Kerzen, Bleistifte, Wachsmalstifte und Kugelschreiber. Entfernt werden sie mit dem Endoskop, genauer gesagt mit einem Cystoskop oder Blasenspiegel. Der Urologe führt sie in die Harnröhre oder Blase ein und sobald er den Fremdkörper sieht, nähert er sich ihm, packt ihn mit einer kleinen Fasszange an einem Ende und zieht ihn vorsichtig heraus. Das erfordert schon viel Geschick.

Vom Sanitätspersonal besonders bevorzugt werden Fieberthermometer. Wenn diese in die Blase rutschen, legen sie sich quer und kommen auf natürlichem Weg nicht mehr heraus. Sie müssen ebenfalls mit dem Cystoskop entfernt werden. Das hat schon etwas Surreales an sich, wenn man dann bei der Blasenspiegelung das Thermometer vor sich sieht und die Körpertemperatur ablesen kann. Die Entfernung ist delikat, denn wenn das Thermometer bricht, läuft das Quecksilber aus.

Gern eingeführt werden auch Büroklammern, Stecknadeln mit Glaskopf, Sicherheitsnadeln und Haarklammern. Da wird die Entfernung noch schwieriger. Besonderes Fingerspitzengefühl verlangen Sicherheitsnadeln, die in der Harnröhre liegen, aufgegangen sind und mit der Spitze nach außen weisen. Herausziehen geht nicht, da die Spitze sich sofort in die Harnröhre bohren und diese aufreißen würde. Also muss man die Sicherheitsnadel vorsichtig in die Blase schieben, dort um 180 Grad drehen und dann erst herausziehen. Das hört sich gar nicht so schwierig an, aber meist hat der Patient selbst schon – untaugliche – Entfernungsversuche gemacht. Dann blutet die empfindliche Harnröhrenschleimhaut

171

bereits und der Urologe muss wie in einem trüben Aquarium fischen, ohne viel zu sehen.

Schwierig wird's, wenn sich Männer längere Objekte wie Klingeldraht oder Perlenketten bis in die Blase einführen. Sie schieben und schieben, bis sich in der Blase ein Knäuel bildet und schließlich ein Knoten. Obwohl das äußere Ende noch aus dem Penis ragt, lässt sich das Ding wegen des Knotens nicht mehr mit Gewalt herausziehen. Dann muss in einer Operation mit Bauchschnitt die Blase eröffnet werden, um den Draht oder die Kette zu entfernen. Von ihrer Urethralspielerei sind die Patienten dann kuriert, ich habe jedenfalls keinen zweimal getroffen.

Ganz schlimm wird es, wenn ein Gegenstand in die Blase rutscht und drinbleibt. Das macht anfangs oft keine Schmerzen und kann von den Patienten eigenartigerweise völlig verdrängt werden. Aber über kurz oder lang beginnen die Beschwerden. Der Gegenstand reibt an der Blasenwand, besonders wenn er durch Harnstein verkalkt und rau wird. Schwere Entzündungen und Blutungen treten auf und die Blase kann dadurch so stark geschädigt werden, dass ein künstlicher Harnausgang nötig wird. Ein bitteres Ende.

Ein älterer, aber dennoch nicht verwirrter Herr hatte sich die kleine Knopfbatterie seines Hörgeräts in die Harnröhre gesteckt und »vergessen«. Durch den Urin korrodierte die metallene Batteriekapsel und der hoch alkalische Batterieinhalt trat aus. Der Penis wurde dadurch so verätzt, dass wir ihn amputieren mussten.

Ein anderer erfindungsreicher Zeitgenosse führte sich drei getrocknete Bohnen ein und bekam diese nicht mehr heraus. Er quälte sich einige Tage mit erschwertem Wasserlassen und als es nicht mehr ging, kam er ins Krankenhaus – natürlich spät in der Nacht. In dem feuchten Milieu der Harnwege waren die Bohnen so stark gequollen, dass sie drei Löcher in die Harnröhre gesprengt hatten. Der Penis sah aus wie eine Flöte. Diesmal konnten wir aber alles wieder reparieren.

Es gibt nichts, was es nicht gibt. Ich möchte hier etwas weiter ausholen. Stecken sich die Leute Dinger in den Darm, landen sie nicht beim Urologen, sondern beim Chirurgen oder Proktologen. Eines Nachts rief der diensthabende Chirurg den urologischen Dienstarzt an: »Kollege, ihr habt doch Erfahrung mit der Entfernung von Fremdkörpern, kannst du mal kommen?« Nach dem Konsilium war der Urologe ratlos und rief mich an: »Chef, Sie müssen kommen, da ist etwas Besonderes.« Aus dem Schlaf geschreckt – es war wie üblich gegen zwei Uhr morgens –, machte ich mich auf den Weg in die Klinik. Was lag vor? Als ich das Röntgenbild sah, war die Sache klar, ein Vibrator im Enddarm. Warum hatten sie mich gerufen? Die Entfernung war doch kein Problem. Weit gefehlt! Der Sachverhalt war ein anderer: Ein während der Wache gelangweilter Bundeswehrsoldat hatte sich eine scharfe Gewehrgranate eingeführt, wahrscheinlich tatsächlich, weil sie aussah wie ein Vibrator. Guter Rat war teuer, keiner traute sich an die Entfernung. Schließlich gelang es uns mit vielen Telefonaten, einen Sprengmeister zu organisieren. Der erklärte uns, während wir die Granate herauszogen, ganz genau, wo wir mit der Fasszange möglichst nicht hinfassen sollten. Es ging alles glatt. Wir waren erleichtert und hatten gar nicht gemerkt, dass es inzwischen heller Morgen geworden war.

Ich habe zu Hause schon eine schöne Sammlung aller Gegenstände, die ich aus den Harnwegen »geborgen« habe. Das ausgefallenste Stück ist wohl eine kleine Plastikstatuette von Napoleon, die ich einer Frau aus der Blase gezogen habe. Der Blick durch den Blasenspiegel war grotesk, ich traute meinen Augen nicht: Napoleon in typischer Feldherrenpose, ein Bein leicht vorgestellt, die Miene grimmig und eine Hand zwischen die Knöpfe seiner Jacke geschoben. Napoleons Entfernung ging leicht, aber wir konnten uns vor Lachen nicht mehr halten. Die Patientin war in Narkose und bekam davon nichts mit.

Juristisch gesehen sind die entfernten Dinge ja Eigentum des Patienten – selbst ein herausgenommener Nierenstein gehört eigentlich ihm. Es ist aber alles einwandfrei gelaufen (für die Juristen unter den Lesern): Ich habe jeden Patienten um die Gegenstände gebeten. Sie haben sie mir geschenkt, keiner wollte damit noch irgendetwas zu tun haben. Wahrscheinlich werde ich die Sammlung in meinem Testament einem medizinischen Museum vermachen, die sind dort schon ganz scharf darauf.

Eine weitere, meist nächtliche Tätigkeit war die Operation von Penisfrakturen. Jawohl, ein Penis kann brechen, auch wenn der Mensch entwicklungsgeschichtlich keinen Penisknochen mehr hat.[*]

Wie das geht? Das lässt sich an einem Beispiel einfach erklären: Wird ein Siedewürstchen immer stärker gebogen, so macht es an einem bestimmten Punkt »knacks«, die Pelle reißt ein und das Würstchen hat einen Knick. Genauso bricht ein Penis, natürlich nur, wenn er erigiert ist. Dann reißt die Tunica albuginea, die derbe Haut, die die Schwellkörper umgibt, mit einem hörbaren Knall ein. Das erzeugt erst einmal einen gewaltigen Schrecken beim Patienten. Bei näherer Betrachtung erkennt man, dass der Penis einen starken Knick hat. Aber nicht lange. Denn aus den Schwellkörpern schießt das Blut unter die Penishaut und verursacht einen gewaltigen Bluterguss. Der Penis nimmt nun die Größe und Form eines Handballs an und verfärbt sich bläulich. Höchste Zeit, sich in die Klinik bringen zu lassen.

Die Operation einer Penisfraktur ist gar nicht so schwierig. Nach Eröffnung der Penishaut wird das Blut abgesaugt und der Riss in der Tunica albuginea mit festen Nähten wasserdicht verschlossen. In den allermeisten Fällen bleibt durch den Eingriff die Potenz erhalten.

---

[*] Fast alle Primaten, unsere nächsten Verwandten, haben einen Penisknochen. Auch Rasputin soll dem Vernehmen nach einen gehabt haben.

Jetzt denken Sie bestimmt schon die ganze Zeit darüber nach, wie es zu einer Penisfraktur kommt. Meist ist der Mechanismus folgender: Bei zu wilden Bewegungen beim Sex rutscht das Glied aus der Scheide und beim nächsten Stoß geht es gegen die Symphyse, die harte Schambeinfuge der Partnerin, statt in die Vagina. Das ist für den Penis eine zu große Belastung, er wird gebogen und bricht.

So weit der übliche Ablauf, aber auch in diesem Bereich gibt es seltsame Unfälle. Ein Patient wollte mit erigiertem Penis seiner Partnerin näherkommen. Er rollte sich aus seinem Bett in ihres. Dabei geriet er mit dem Penis in die »Besucherritze« zwischen den Betten und – knacks! – war der Penis gebrochen. Das passierte ausgerechnet im Urlaub. Da mich der Patient kannte, wollte er unbedingt in meine Klinik kommen. Er nahm tausend Kilometer Autofahrt mit einem schmerzenden Penis von Handballgröße zwischen den Beinen auf sich. Wirklich heroisch, aber unnötig, das hätte auch anderswo repariert werden können. Gott sei Dank ging alles gut, er behielt seine Potenz.

Seit den Achtzigerjahren des vergangenen Jahrhunderts kamen immer häufiger Patienten mit dem Wunsch nach einer Penisverlängerung in meine Sprechstunde. Die Operationstechnik dafür existiert, aber das Bedürfnis nach dem Eingriff wird sicherlich durch unrealistische pornografische Darstellungen in den Printmedien und im Internet geweckt und nicht durch medizinische Indikationen bestimmt. Die Patienten brachten dann meist einen Stapel von Pornoheften an und hatten die entsprechenden Seiten mit den Riesenpenissen bereits säuberlich mit Post-its markiert. Ich sah mir die Bilder flüchtig an und untersuchte dann die Genitalien der Patienten, vermaß den Penis schlaff und in Erektion, wusch mir die Hände und begann ein ruhiges, aufklärendes Gespräch. Ich zeigte dem jeweiligen Patienten die Tabellen mit den Normalmaßen des Penis und versuchte, ihn zu überzeugen, dass sein Penis durchaus normal groß sei. Vergebens. In jammerndem

Tonfall versuchten die Patienten dann umgekehrt, mich davon zu überzeugen, dass ihr Penis viel zu klein sei, sie verlacht würden und niemals eine Frau fänden, geschweige denn befriedigen könnten. All meine Überredungskunst und auch Aufklärung nützten nichts. Auf meinen letzten Rat, doch einen Psychiater aufzusuchen, reagierten sie empört und verließen die Praxis – nur um sich bei dem nächsten Urologen, der Penisverlängerungen machte, einen Termin zu holen. Irgendwann würden sie einen finden, der den nutzlosen Eingriff für viel Geld bei ihnen durchführte.

Für meinen Begriff leiden diese Männer an einer Wahrnehmungsstörung des eigenen Körperbildes, ähnlich wie bei der Anorexie. Auch zum Skelett abgemagerte Anorektiker finden sich noch zu dick und sind nicht vom Gegenteil zu überzeugen. Genauso wird der vermeintlich zu kleine Penis zur fixen Idee, rationalen Argumenten ist der Patient dann nicht mehr zugänglich.

Es gibt durchaus auch Fälle, in denen der Penis tatsächlich zu klein ist. Die Betroffenen haben Hemmungen, nach dem Sport zu duschen oder in die Sauna zu gehen. Eine Partnerin zu finden, trauen sie sich erst recht nicht zu. Ihnen kann durch eine Operation geholfen werden. Dabei wird das Band, das den Penis am Schambein befestigt, durchtrennt und der Penis nach vorne gezogen. Mehr als dreieinhalb Zentimeter Verlängerung sind jedoch nicht drin, aber das ist ja auch schon etwas.

Für eine Penisverdickung gibt es noch keine perfekte Methode. Silikoneinspritzungen machen Knubbel und Eigenfettinjektionen resorbieren sich nach ein paar Monaten. Interessanterweise ist der zu kleine Penis auch ein Forschungsobjekt der Ethnomedizin. »Koro« (malaiisch für »schrumpfend«) führte in Indonesien und Singapur mehrmals zu regelrechten Epidemien mit Hunderten von »Erkrankten«. Die Betroffenen sind der festen Überzeugung, dass ihr Penis schrumpfe, bis er sich vollständig in den Körper zurückziehe, was dann zum Tod führe. Zur Therapie werden Gewichte an den Penis gehängt oder Spezialmassagen (ohne sexuellen Hintergrund) verordnet. Von Psychiatern wird das Phänomen als eine Angststörung klassifiziert. Ob das den Betroffenen hilft?

Das Phänomen der Penisschrumpfung ist nicht auf Asien beschränkt. 2007 gab es eine kleine Pressemeldung, nach der im Senegal zwei Hexer vor ein ordentliches (!) Gericht gestellt wurden, da sie bei elf Männern durch magische Kräfte deren Penisse geschrumpft hätten.

Ein weiterer interessanter Bereich sind die Geschlechtskrankheiten, häufig mit dem unverfänglicheren Kürzel STD, »sexually transmitted diseases«, bezeichnet. Im Wesentlichen zählen dazu Tripper, Syphilis, Ulcus molle, Lymphogranuloma venereum, Chlamydien, Mykoplasmen und die guten alten Filzläuse. Ich will Sie nicht mit medizinischen Fachausdrücken zuschütten. Die Behandlung steht fest, auch wenn die Tierchen immer resistenter werden und wieder häufiger vorkommen. Sonst gibt es von der STD-Front nicht viel Neues zu vermelden. Interessanter daran ist die soziologische und menschliche Seite.

Zu einer Geschlechtskrankheit gehören immer zwei: eine/einer, die/der sich angesteckt hat, und einer/eine, von dem/der sie/er sich die Infektion geholt hat. Halt, eigentlich kommt noch eine/ein Dritte/Dritter ins Spiel: die Partnerin/der Partner, die/der sich infiziert, aber noch keine Symptome hat. Aber machen wir's weniger theoretisch: Verheirateter Mann geht fremd und holt sich einen Tripper. Er schläft mit seiner Frau und infiziert auch sie. Sicherheitshalber muss sie mitbehandelt werden, auch wenn sie keine Symptome hat, sonst gibt es den schönen Ping-Pong-Effekt: Der Mann erhält Antibiotika und wird gesund. Sobald die Antibiotika abgesetzt werden, infiziert er sich an seiner Frau (die nur Trägerin ohne Symptome sein kann), erkrankt wieder und so weiter und so fort. Wenn ich bei einem Patienten eine Geschlechtskrankheit diagnostizierte, war die Reaktion immer die gleiche (außer bei den ganz Abgebrühten, die schon häufig damit zu tun hatten): »Herr Doktor, das kann nicht sein, das ist völlig ausgeschlossen!«

Las ich dann den Laborbefund vor oder ließ den Patienten selbst durchs Mikroskop seine Erreger anschauen, kam standardmäßig die nächste Ausrede: »Herr Doktor, das muss ich mir auf einer schmutzigen Toilette geholt haben!«

Nein, nein und nochmals nein! Es ist durch Untersuchungen einwandfrei erwiesen, dass man sich auf einer Toilette keine Geschlechtskrankheit holt – außer man vögelt dort.

Nach dieser Aufklärung akzeptierten die meisten schon einmal ihre Geschlechtskrankheit. Die weiteren Ausreden aber wurden geradezu fantastisch: »Ich habe mit einer Frau getanzt, die dabei stark schwitzte, bestimmt habe ich mir davon die Syphilis geholt.« Oder: »Die Frau, mit der ich geschlafen habe, ist Akademikerin, da hat man doch keine Geschlechtskrankheiten.« Auch schön: »Es war auf dem Ausflug vom christlichen Kolpingverein, da sind die Mädchen doch alle in Ordnung.« Die Reihe könnte ich mit ähnlichen Zitaten beliebig fortsetzen.

Um den Ping-Pong-Effekt zu vermeiden, muss der Partner, ob männlich oder weiblich, wie gesagt mitbehandelt werden. Nur wie sag ich's meinem Kinde? Ich wollte ja keine Ehedramen heraufbeschwören. Also einigten wir uns auf Pilze. Der Ehepartner wurde also herbestellt und erhielt eine Injektion gegen »Pilze« und die Welt war wieder in Ordnung. Fast, denn es musste ja noch die Infektionsquelle ermittelt und möglichst behandelt werden. Sonst sorgt sie munter weiter für die Verbreitung von Tripper, Syphilis und Co. Ich habe mir einmal den Spaß gemacht, auf einer Landkarte mit Stecknadeln zu markieren, wie eine junge Prostituierte und ihre angesteckten Kunden den Tripper verbreiteten. Das Muster zeigte eine Kettenreaktion.

Die Betroffenen wanden sich wie glitschige Aale, wenn sie beichten sollten, wo sie sich angesteckt hatten. Ein einfacher Trick half: »Dann muss ich eben die Sache dem Gesundheitsamt melden. Ein freundlicher Beamter wird Sie zu Hause aufsuchen und Ihnen einige Fragen stellen, ich habe dann nichts mehr damit zu tun«, sagte ich beiläufig. Das saß! Ich habe die Infektionsquellen immer herausbekommen und zur Behandlung aufgefordert – mit Nachweis vom behandelnden Arzt natürlich. Vertrauen ist gut, Kontrolle ist besser.

Geschlechtskrankheiten sind tatsächlich dem Gesundheitsamt meldepflichtig, allerdings anonym, ohne Namensnennung des Infizierten. Aber das muss man ja dem Patienten nicht auf die Nase binden. Schließlich ist eine wirksame Eindämmung von Geschlechtskrankheiten nur durch die Behandlung der Infektionsquelle möglich, da sind schon kleine Tricks erlaubt.

Auch wenn ich meine Grenzen überschritten haben sollte, juristisch ist die Sache längst verjährt.

14

Herr Doktor,
die Prothese klappert

In der Vor-Viagra-Ära waren die Urologen bei Patienten mit Potenzstörungen arm dran. Die Patienten hatten hohe Erwartungen, standen unter Druck und wollten Soforthilfe. Im Prinzip gab es nur drei Möglichkeiten: unwirksame Medikamente, Psychotherapie – aber der Hokuspokus half meist auch nicht – oder die Gewaltmethode der ersten Penisprothesen, die damals fleißig eingebaut wurden. Die Penisprothese ist eine endgültige Lösung, denn beim Einsetzen wird das Schwellkörpergewebe zerstört. Muss man eine Penisprothese wieder entfernen, bleibt ein schlaffer Penis wie ein leerer Fingerling zurück, da nützt auch Viagra nichts mehr. Und anfangs hatten die Penisprothesen weiß Gott ihre Defekte. »Reifenwechsel« nannten wir es, wenn ein Patient wieder einmal zum Austausch seiner kaputten Prothese kam. Aber der Reihe nach.

In den Siebzigerjahren kamen die ersten Penisprothesen in den Handel. Es waren »halbsteife«, gewählter ausgedrückt »semirigide« Zylinder aus Silikon. Die Dinger wurden rechts und links in die Schwellkörper des Penis eingepflanzt und gaben ihm die Härte einer ordentlichen Erektion. In Höhe des Schambeins war ein Scharnier oder ein Stück Draht eingesetzt, um sie herunterklappen zu können, sonst wäre die Erektion in der Hose ja stets sichtbar gewesen. Im heruntergeklappten Zustand lag der steife Penis parallel zum Oberschenkel und wurde in dieser Position durch eng anliegende Unterhosen mit längerem Bein festgehalten. Bei ausgedehnten Fußmärschen scheuerte das ganz schön und war ziemlich unangenehm. »Aber was tut man nicht alles für eine ständig schussbereite Kanone«, wie mir ein Patient treuherzig versicherte.

Der Eingriff ist recht einfach, trotzdem kann man eine Menge Geld damit verdienen. Da die Nachfrage erheblich war, wollte ich selbstverständlich auch ein Stück vom Kuchen haben und so begann ich, Penisprothesen einzusetzen. Natürlich informierte ich mich vorher. Es wurden die verschiedensten Modelle angepriesen, der Knackpunkt war das Herunterklappen. Es gab Einfachscharniere, Doppelscharniere, Mehrfachscharniere, Silberdrähte und Stahldrähte. Bei eifrigem und vor allem heftigem Gebrauch kam es aber an der Biegestelle immer wieder zu Defekten und Brüchen. Noch schlimmer war es, wenn bei zu wildem Bumsen die Prothesen den Penis nach vorne durchbohrten und wie zwei Teufelshörner herausstanden – ein Schock für die Beteiligten, der augenblicklich jede Lust abtötete.

In einer Privatklinik in Hannover praktizierte ein jugoslawischer Arzt, der sich ausschließlich mit Penisprothesen beschäftigte. Er hatte die Mehrscharnierprothese nach Professor Dimitrow – so hieß er – entwickelt. Man muss sich die Scharniere wie solche an den Fingern einer Ritterrüstung vorstellen. Der Druck verteilt sich auf mehrere Gelenke und Dimitrow hoffte, dadurch eine längere Haltbarkeit zu erzielen.

Ich machte einen Termin bei Dimitrow aus, um mir den Eingriff anzusehen. Mit meinem Oberarzt fuhr ich frühmorgens los und parkte vor der Privatklinik ein, die von außen einen etwas heruntergekommenen Eindruck machte. Dimitrow begrüßte uns und nahm uns sogleich auf die Morgenvisite mit. Sechs Krankenzimmer hatte er in der Klinik. In allen herrschte Rot vor, bei den Tapeten, den Lampenschirmen und den Gardinen. Mit einem Wort: Das Ambiente war ziemlich puffös. In den Einzelzimmern lagen die Patienten, alle auf dem Rücken und zugedeckt mit einem dünnen Laken. Im Bereich des Penis hob sich das Laken zeltförmig an, denn alle hatten einen Ständer, da der Penis in den ersten Tagen nach der Prothesenimplantation nicht heruntergeklappt werden durfte. Dimitrow riss bei jedem Patienten, ohne zu fragen und ohne jegliche Art der Vorankündigung, das Laken hoch, um mir den Befund zu zeigen. Zum Schutz waren die Penisse dick mit Watte umwickelt, nur die Eicheln guckten heraus. Das Ganze sah aus wie eine Schaumrolle. Es war grotesk.

Dimitrow bat uns in sein Sprechzimmer. In dem schlecht beleuchteten Raum fielen mir sofort die vielen Gläser auf, die überall herumstanden, auf Borden an der Wand, auf den Schränken, zwischen Büchern und sogar auf Dimitrows Schreibtisch. Es waren medizinische Präparategläser, aber auch Einmachgläser für Marmelade darunter. Bei näherer Betrachtung fielen mir fast die Augen aus dem Kopf: In den Gläsern waren Penisse in Konservierungsflüssigkeit, große und kleine, weiße und schwarze, glatte und verschrumpelte.

Auf dem Schreibtisch stand das Prunkstück, ein Monsterpenis von enormer Größe. Dimitrow bemerkte meine Reaktion und lachte. »Ist Penis groß wie von Rasputin, sehr interessant. Penis sind wichtigste Schatz, was ich habe mitgebracht bei Flucht aus Jugoslawien. Habe schon seziert neunzig Penis, aber noch nicht gefunden leakage factor. Muss noch mal viel sezieren.«

Und dann folgte ein langer wissenschaftlicher Vortrag. Dimitrow hatte sich in Jugoslawien auf die Erforschung und Behandlung von Potenzstörungen spezialisiert. Mit der mikroskopischen Untersuchung der in Scheibchen geschnittenen Penisse hoffte er, den »leakage factor«, also das Loch in den Blutgefäßen, zu finden, durch das das Blut abzischte, anstatt zu einer kräftigen Erektion zu führen. Sehr weit war er damit aber trotz neunzig verbrauchter Penisse noch nicht gekommen.

Da man zu seiner Zeit in Jugoslawien andere Probleme hatte, entzog man Dimitrow alle Gelder und forderte ihn auf, sich wieder auf Gebieten chirurgisch zu betätigen, die der Volksgesundheit unmittelbarer zugutekämen. Daraufhin flüchtete Dimitrow und brachte auf abenteuerlichen Wegen seine Penissammlung nach Deutschland. Hier setzte er seine Untersuchungen fort und finanzierte sie mit dem Einsetzen von Penisprothesen. Dimitrow beklagte sich nur, dass es in Deutschland so furchtbar schwierig sei, an Leichenpenisse zu gelangen. In Jugoslawien hätte ein kleines Trinkgeld genügt, um vom Wärter des Leichenschauhauses gleich drei oder vier auf einmal zu bekommen. In mir stiegen unbehagliche Gedanken auf. Stammten die Penisse wirklich von Leichen? Ob Dimitrow vielleicht verwandtschaftliche Beziehungen zu den Frankensteins hatte?

Ein Klopfen an der Tür riss mich in die Wirklichkeit zurück. Herein kam ein magerer, alter, gebeugter Mann in Operationskleidung, die Gesichtsmaske am faltigen Hals baumelnd. Er nuschelte kaum verständlich: »Herr Professor, der Patient ist in Narkose.« Dimitrow stellte das Wrack vor: »Herr Dr. Mühlenkamp, mein Assistent, Chirurg und Ex-Chefarzt.« Mühlenkamp wirkte mit seinem unsicheren, suchenden Blick, als wäre er selbst Pflegefall in einem Altersheim für Demenzkranke. Das Verhältnis zwischen Dimitrow und Mühlenkamp durchschaute ich erst später. Mühlenkamp war Alkoholiker und nur der Strohmann, um die Privatklinik führen zu können und operieren zu dürfen. Dimitrow hatte noch keine ärztliche Berufserlaubnis für Deutschland. Obwohl von ihm abhängig, behandelte er Mühlenkamp schlimmer als einen Lehrling und beschimpfte ihn beim Operieren als idiotischen Affen, der froh sein sollte, sich ein paar Mark zu seiner Rente hinzuverdienen zu können.

Mein Oberarzt, Dimitrow, Mühlenkamp und ich machten uns auf den Weg in den Operationssaal. Dimitrow und sein Assistent wuschen sich für den Eingriff. Ein schneller Blick auf die Uhr bestätigte mir, dass sie nur die Hälfte der vorgeschriebenen Zeit dafür verwendeten. Auch ließen sie ihre Straßenschuhe an, sie rannten überhaupt den ganzen Tag in OP-Kleidung durch die Klinik. Trotzdem schien bakterienmäßig alles gut zu gehen. Der Eingriff war unproblematisch, wie ich schon vermutet hatte, und in dreißig Minuten erledigt. Leichte Übung, damit kann ich auch anfangen, freute ich mich. Ich hatte bereits vorsorglich eine Warteliste angelegt und die ersten Patienten konnten bestellt werden. Ich entschied mich aber nicht für die Mehrscharnierprothese nach Dimitrow. Sie war zwar ein Meisterwerk der Feinmechanik, aber schien mir gerade deshalb nicht robust genug zu sein. Das sollte sich bald bestätigen.

Eines Tages kam ein Patient in meine Sprechstunde. »Herr Doktor, meine Prothese klappert«, sagte er kurz und bündig und ließ gleichzeitig schon die Hosen runter. »Es ist eine Mehrscharnierprothese.« Er hatte sich deshalb schon wiederholt bei Dimitrow vorgestellt, der sie ihm eingesetzt hatte. Der hatte aber nichts finden können und hatte ihn als Spinner abgetan. Ich untersuchte den Patienten, die Prothese schien in Ordnung zu sein. Der Patient blieb aber hartnäckig.

»Herr Doktor, mich würde es ja nicht stören, aber meine Frau beschwert sich jedes Mal, dass die Prothese beim Verkehr klappert.«

Nun wollte ich es genau wissen. Ich rief meinen Oberarzt hinzu. Er musste an dem Penis rütteln wie an dem Schaltknüppel eines defekten Schwerlastwagens, während ich das Stethoskop an die Penisbasis hielt. Und tatsächlich, es machte klack-klack-klack-klack. Ein Gelenk musste gebrochen sein.

»Ihre Frau hat aber ein sehr feines Gehör!«, sagte ich zu meinem Patienten. »Wir können gleich einen Termin für den Prothesenwechsel vereinbaren. Ich setze Ihnen eine Prothese mit Scharnier aus geflochtenem Silberdraht ein, die hält ewig. Da die Schwellkörper schon gedehnt sind, können wir das Implantat auch eine Nummer größer und länger wählen, das macht mehr her.«

Der Patient verließ glücklich und erleichtert die Sprechstunde. Mit »ewig« hatte ich zwar ein wenig geflunkert, aber der Patient kam nach dem »Reifenwechsel« nie wieder, um sich zu beschweren.

Da die halbsteifen Penisprothesen die Natur nur ziemlich un-vollkommen nachahmten, suchte man in den Siebzigerjahren nach anderen Wegen, die Potenz wiederherzustellen. Die Theorie dafür war einfach: Das Blut floss bei den Schlappschwänzen durch die Penisvenen ab, anstatt sich zu stauen und eine schöne Erektion zu garantieren. Also musste man die Penisvenen operativ ab-binden, damit es wieder klappte. Mit viel Tamtam wurde die neue Operation propagiert und jeder Urologe, der nicht unmodern sein wollte, führte sie auch durch.

Die Operation hatte beim Affen funktioniert, brachte aber beim Menschen nicht den gewünschten Erfolg. Das Blut suchte sich nach der Operation einen Umweg und floss, statt sich zu stauen, über die Eichel und die Harnröhre ab. Der Effekt: Die Eichel oder der »Nillenkopf« (Umgangssprache ist doch wirklich klasse!), wie manche Patienten sie bezeichneten, blieb dick angeschwollen, wurde vom Blutandrang rot wie eine Nachtlokalglühbirne, war überempfindlich und juckte 24 Stunden am Tag.

»Herr Doktor, ich halte das nicht mehr aus, kann man das denn nicht wieder rückgängig machen?«

»Leider nein, Sie können sich nur dreimal täglich anästhesie-rende Salbe auf den Penis schmieren – und zwar lebenslang.«

Die Armen hatten also nicht nur weiterhin keine Erektion, sondern jetzt auch noch einen gefühllosen Pimmel. Die Opera-tionsmethode ist längst aufgegeben, aber ich schätze, dass noch einige Hundert ihrer Opfer herumlaufen und den Zustand nur mit weiten Unterhosen und viel Salbe ertragen.

Nach diesem Intermezzo wandte man sich wieder den Prothe-sen zu, es kamen ganz neuartige auf den Markt, Wunderwerke hydraulischer Ingenieurskunst, aus Silikon: die aufblasbaren. Sie ahmten die Natur perfekt nach oder sagen wir: fast perfekt.

Man muss sich das so vorstellen: In den Penis werden zwei aufblasbare Zylinder aus Silikon eingesetzt, schlaff wie die leeren Finger eines Gummihandschuhs. In den Bauchraum kommt ein

Flüssigkeitsreservoir so groß wie eine Billardkugel. Die Pumpe zur Betätigung des Ganzen kommt in den rechten Hodensack, bei Linkshändern in den linken. Die Pumpe im Hodensack sieht aus wie ein drittes Ei, was aber die Träger nicht sonderlich stört. Dann müssen die einzelnen Aggregate mit dünnen Silikonschläuchen nach einem genauen Plan verbunden werden. Den Plan aus der Gebrauchsanweisung hatte die OP-Schwester mit Pflaster an der Fliesenwand des Operationssaals festgemacht. So konnte man als Operateur immer wieder kontrollieren, ob alles richtig lief, auch wenn die Assistenten anderer Meinung waren, denn die diversen Modelle hatten alle unterschiedliche Verkabelungen. Durch Zusammenpressen der Pumpe im Hodensack wurde die Flüssigkeit aus dem Reservoir in die Prothesen gepumpt und der Penis richtete sich auf. Durch Druck auf eine bestimmte Stelle der Pumpe wurde der Penis wieder schlaff. Wenn am Ende der Operation die Probeaufblasungen erfolgten, kamen alle gelaufen – zumindest in der Anfangszeit –, um das »Wunder der Auferstehung« zu begutachten. Funktionierte alles, wurde geklatscht wie nach der glücklichen Landung eines Neckermann-Jets.

Anfangs waren die aufblasbaren Prothesen sehr anfällig. Über vierzig Prozent gaben in den ersten beiden Jahren den Geist auf. Die Patienten kamen dann weinerlich an, wie kleine Kinder, denen das Lieblingsspielzeug kaputtgegangen ist. Kein Problem, wir hatten ein Ersatzteillager und reparierten alles. Gegen ordentliche Bezahlung – eine Garantie auf die Prothesen gab es natürlich nicht. Unter den Patienten waren auch ausgemachte Idioten. Trotz Verbots hatten sie schon kurz nach dem Eingriff eine Radtour unternommen und wunderten sich dann, dass die Peniszylinder, die bis unters Schambein reichen, vom Fahrradsattel zerquetscht worden waren. Andere wieder setzten sich mit einem Aperitiv in der Hand charmant parlierend auf die scharfkantige Ecke eines Möbelstückes. Ein leichtes, mehr spür- als hörbares Plopp – und aus war es mit dem erhofften Schäferstündchen. Auch ihnen konnte geholfen werden. Die »Reifenflickerei« ließ später stark nach. Heute haben die hydraulischen Prothesen eine Lebensdauer von durchschnittlich zehn Jahren und seitdem es Viagra gibt, werden sie zudem viel weniger eingebaut.

Aber auch schon vor Viagra gab es Patienten, die zur Behebung ihrer Potenzschwierigkeiten keine Operation wollten. Dann kamen als Erste die Psychologen zum Zug. Große Erfolge habe ich nicht gesehen. Nach monatelangen Gesprächstherapien – jeder Psychologe vertrat mit Inbrunst seine Schule – wussten die Patienten alles von ihren Problemen, bekamen aber noch immer keinen Steifen. Die einzige Ausnahme war ein mit mir befreundeter Psychologe, der mit seiner »Kombinationstherapie« einiges erreichte. Er sprach nur ein-, zweimal mit dem Patienten, dann kam der zweite Teil der »Kombination« zum Einsatz. Im Keller seines Hauses hatte der Psychologe eine Sauna, ein kleines Schwimmbad mit warmem Wasser und einen Ruheraum mit Bar. Dorthin bestellte er den Patienten für einen Nachmittag – und es gesellten sich ein oder mehrere ausgesprochen hübsche Mädchen dazu (waren natürlich bezahlte Nutten, das Geld dafür holte sich der Psychiater später vom Patienten zurück). Die Mädchen waren in ihrer Arbeit äußerst versiert. Und tatsächlich, in vielen Fällen klappte *es* wieder. Mit der Rückenstärkung, dass *es* einmal funktioniert hatte, funktionierte *es* auch weiterhin. Psychologischer Trick und gar kein schlechter!

War die Psychotherapie unwirksam, kamen dann die wenigen medikamentösen Mittel zum Einsatz, die damals zur Verfügung standen: Yohimbin und Testosteroninjektionen.

Yohimbin ist ein Alkaloid, das aus der Rinde des Yohimbebaums gewonnen wird. In Afrika war es von den Eingeborenen schon lange als Aphrodisiakum verwendet worden, ehe es nach Europa kam und als »Pille der Stärke« angepriesen wurde. In manchen Fällen wirkte es tatsächlich. Durch die Blutgefäßerweiterung konnte es jedoch als Nebenwirkung zum Kollaps oder zur Bewusstlosigkeit kommen. Wegen der starken Nebenwirkungen wird es heute kaum noch verwendet. Genauso wie die Spanische Fliege, ein Pulver aus zermahlenen Ölkäfern der Gattung Cantharis vesicatoria. Die Spanische Fliege ist zwar wirksam, führt aber durch Nierenversagen und Nervenlähmung nicht selten zum Tode, was unerwünscht ist.

Mal abgesehen von diesen Gesundheitsschäden, ist es ohnehin erstaunlich, was man für zwei meist außereheliche Minuten rauf und runter alles auf sich nimmt und riskiert. Monatelanges anstrengendes Balzverhalten, teure Geschenke, die man der eigenen Frau nie machen würde, die Flunkereien, um zu Hause keinen Verdacht zu erregen, das Fast-Entdecktwerden, die ständige Unruhe. Kaum nachvollziehbar, wie man das ohne vollständige physische und mentale Auszehrung früher durchstehen konnte. Oder schnelle Nummern und One-Night-Stands ohne Gummi. Wahnsinn! Geschlechtskrankheiten und Aids müssen von einem diabolischen Zwerg im Hirn oder woanders vorübergehend komplett ausgeblendet worden sein.

Schon die Philosophen der alten Griechen erfassten die Sexualität als Last. Sie fühlten sich im Alter mit dem Erlöschen der Manneskraft befreit, frei für die wirklich schönen und wichtigen Dinge: gut essen, gut trinken und philosophieren.

Auch die Skopzen, eine streng religiöse russische Sekte, wollten und wollen (auch heute soll es in Sibirien noch praktizierende Anhänger geben) sich vom Sex befreien. Sie hielten Sexualität für ein notwendiges Übel und eine sündige Schweinerei. Deshalb machten sie kurzen Prozess. Sobald ein Mann genügend Nachkommen gezeugt hatte, kastrierte er sich selbst. Die besonders Frommen schnitten sich zusätzlich den Penis ab. Das war das »große Opfer«, diejenigen, die sich lediglich kastrierten, erbrachten das »kleine Opfer«. Dass ein höheres Wesen und Weltenlenker sich für so etwas interessieren würde, an solchen Praktiken Gefallen finden könnte und einen dafür eher in den Himmel holen würde, ist ziemlich abwegig. Aber Glaube ist in den meisten Fällen eben meschugge.

Zurück zu Yohimbin und Testosteron, womit ich einen VIP-Patienten kurierte. Ich arbeitete in der Nähe von Bonn, der damaligen Hauptstadt, und bekam häufig über die Botschaften ausländische Patienten vermittelt. Besonders für Patienten aus dem Nahen Osten war zuvor London der medizinische Anziehungspunkt. Als die Orientalen (als alte Händler kalkulierten sie genau und verglichen die Preise) aber merkten, dass die Engländer sie mit völlig überhöhten Rechnungen abzockten, verlagerte sich der Medizintourismus nach Deutschland.

Ich erhielt einen Anruf von einer Botschaft, dass ein Scheich und Mitglied des Königshauses seines Landes gerade angekommen sei und vor seiner Weiterreise nach Paris sofort einen Termin benötige – mit strengster Diskretion natürlich. Ich hängte ihn abends an die Sprechstunde an, denn ich wusste schon aus Erfahrung, dass man für Patienten aus dem arabischen Raum ungefähr das Dreifache an Zeit benötigt, so genau wollen sie alles über den eigens mitgebrachten Dolmetscher erklärt haben. Meine Sekretärin ließ ich nochmals in der Botschaft anrufen, was denn die richtige Anrede für den Scheich wäre. »Exzellenz«, war die Antwort. Ich hätte auf »Eminenz« getippt, aber das ist, wie ich später herausfand, für Kardinäle.

Zum vereinbarten Termin fuhr der Scheich in einer schwarzen Stretchlimousine mit Chauffeur, Dolmetscher und Leibwächter vor. Alle waren in landestypischer Tracht, mit unseren Begriffen ausgedrückt: in Nachthemden mit grauen Sakkos darüber und hatten den üblichen Palästinenserfeudel auf dem Kopf, nur der Scheich nicht. Er trug einen hellen Maßanzug, ein graues T-Shirt und Mokassins. Den Araber sah man ihm nicht an, er sah aus wie ein sehr eleganter Südeuropäer in den besten Jahren. Den Dolmetscher brauchten wir nicht, der Scheich sprach bestes Englisch.

Der Leibwächter, der kleinste, bulligste und schnaufendste von den vieren, nahm im Schneidersitz auf einem Stuhl vor dem Sprechzimmer Platz, zog seine Sandalen aus und massierte ausdauernd seine Füße. Er ließ nicht einmal mehr meine Sekretärin rein. Dicke Haarbüschel wucherten ihm aus Ohren und Nasenlöchern. Was seine rechte Jackentasche ausbeulte, konnte nur ein gewaltiger Revolver sein. Für einen Filmbösewicht hätte er gar nicht mehr in die Maske gemusst.

Der Scheich war ein sehr höflicher und gebildeter Mann. Ich erwartete die üblichen umständlichen Einleitungsfloskeln, er kam aber sofort auf den Punkt. »Die Potenz.« Mit der Erektion klappte es ganz schlecht. Gerade jetzt, wo er für drei Monate nach Paris fuhr, war ihm besonders an der Manneskraft gelegen. Er kam jedes Jahr im Sommer drei Monate nach Paris, weil es ihm zu Hause zu heiß war – und natürlich wegen der »girls«. Um was für »girls« es sich handelte, konnte ich mir denken. Seine vier Frauen blieben daheim. Er vertraute mir noch an, dass er keine Kinder hätte und ob man in der Beziehung auch gleich was machen könne. Wie alle Araber hatte er einen unerschütterlichen Glauben an die Medizin und an »pills«, mit denen man alles beheben könne.

Die Zeit war zu knapp für ausführliche Untersuchungen, schon am nächsten Morgen ging sein Flugzeug nach Paris. Ich untersuchte ihn kurz körperlich, verpasste ihm eine Testosteroninjektion und gab ihm aus meinem Vorrat zwei Packungen Yohimbin mit genauen Einnahmeanweisungen mit. Bei der körperlichen Untersuchung durfte keine Krankenschwester anwesend sein. (In Paris war er wohl weniger prüde.)

Zur Verabschiedung ließ er den Dolmetscher kommen, der mir eine goldene Uhr überreichte. Wahrscheinlich wird alles nicht wirken und dann will er die Uhr wieder zurückhaben, dachte ich bei mir. Mit gemischten Gefühlen bedankte ich mich.

Ich hatte die Sache beinahe vergessen, als drei Wochen später ein Anruf aus Paris kam. Seine Exzellenz war selbst am Telefon und bestellte weitere Packungen Yohimbin. Da ich mir nicht vorstellen konnte, dass er bereits alle »pills« aufgebraucht hatte, wollte ich Einzelheiten wissen. Er hatte auf eigene Faust die doppelte Dosis eingenommen und darunter hervorragende Erektionen und Orgasmen gehabt. Er sei zwar nach dem Orgasmus einige Male kurz bewusstlos geworden, das hätte ihm aber nichts ausgemacht und wäre die Sache wert. Mir schoss das Blut in den Kopf und mein Pulsschlag beschleunigte sich. Was wäre gewesen, wenn der Scheich tot umgefallen wäre? Seine Familie hätte mir bestimmt den Leibwächter auf den Hals gehetzt. Es war aber alles noch mal gut gegangen.

Etwa ein halbes Jahr später erreichte mich erneut ein Anruf aus der Botschaft: Eine der vier Frauen seiner Exzellenz sähe endlich Mutterfreuden entgegen und er wolle mich zum Dank dafür einladen. Zu meiner Ehre sollte ein großes Fest gegeben und sogar ein Hammel nur für mich geschlachtet werden. Ein Flugticket erster Klasse würde mir von der Botschaft zugehen. Es hörte sich an wie eine Geschichte aus *Tausendundeine Nacht*. Ich fühlte mich schon als »Ehren-Araber«. Nur meine Frau war sauer, weil sie nicht mit eingeladen war, aber so ist das eben im Orient.

Zwei Tage später rief die Botschaft wieder an: Mein Besuch müsse leider abgesagt werden, seine Exzellenz der Scheich sei bei einem Unfall ums Leben gekommen. Auf einem Jagdausflug war er nachts mit seinem Jeep in der Wüste bei hoher Geschwindigkeit mit einem Kamel kollidiert und hatte sich überschlagen. Das Kamel war tot und der Scheich auch.

Wenigstens hatte ich ihm vorher noch zu ein paar schönen Momenten verhelfen können.

15

Der Patient,
das unbekannte Wesen

Während des Medizinstudiums wird man vollgestopft mit jeder Menge theoretischem Zeug. Die Patienten werden als »Fälle« vorgestellt und man lernt, Symptome und Befunde so zu ordnen, dass Diagnosen daraus entstehen. Mit verteilten Rollen wird der Arzt-Patienten-Kontakt eingeübt. Der angehende Mediziner fühlt sich bestens gewappnet.

Aber wie die Patienten wirklich sind, das erfährt man erst viel später in der rauen Wirklichkeit, wenn man auf sich selbst gestellt ist. Da läuft dann alles ganz anders ab. Und zwar in etwa so:

Ein älterer, distinguierter Herr kam in die Sprechstunde. Ich machte meine übliche Schnelltaxierung nach Kleidung, Haltung und Gesichtszügen: Mittelschicht, am ehesten pensionierter Beamter.

»Was führt Sie zu mir, Herr Thelen?«, fragte ich höflich.

»Herr Doktor, ich habe das Gefühl, meine Eier hängen an Stacheldraht«, antwortete er, ohne eine Miene zu verziehen. Mir blieb erstens die Spucke weg, zweitens musste ich einen Lachanfall unterdrücken und drittens ging ich schon im Geiste durch, welche Krankheit wohl zu diesen Beschwerden passen könnte (die sich bestimmt in keinem Lehrbuch finden).

Auch die Aussage eines anderen Patienten – »Ich sitze den ganzen Tag auf einer heißen Kartoffel!« – war kryptisch und steht so bestimmt in keinem Medizinwälzer. Mittlerweile weiß ich, dass hinter der brennend heißen Kartoffel, die die Patienten spüren, meist eine Prostataentzündung steckt. Da ich in meiner Zeit als praktizierender Arzt viele Patienten über die »heiße Kartoffel« klagen hörte, muss es sich dabei wohl um einen im kollektiven Unbewussten verankerten Archetypus handeln. (C.G. Jung wüsste mehr darüber, das würde aber den Rahmen sprengen.)

Die Schilderung »Herr Doktor, in meinem Becken rauscht es« ließ hingegen viele Deutungen zu und hinter der mit verzweifelter Miene vorgetragenen Beschwerde »Mein Unterleib ist eine Tropfsteinhöhle!« konnte sich alles und nichts verbergen. Was man allerdings mit einem Patienten anfangen soll, der behauptet, er »habe ein utopisches Gefühl im Penis«, und bei dem man trotz eingehender Untersuchung überhaupt nichts findet, weiß ich bis heute nicht. »Herr Doktor, ich habe Brennen im Ausguss« ist da schon exakter und kommt der Selbstdiagnose einer Blasenentzündung nahe. Sehr erfreut über eine zumindest teilweise Besserung war ich, als ein Patient auf die Frage, wie es ihm denn ginge, antwortete: »Hinten besser, aber vorne schlechter.«

Ein besonders ängstlicher Lehrer konsultierte mich einmal wegen des folgenden Problems: »Herr Doktor, ich mache mir solche Sorgen, seit vier Wochen sind meine Blähungen geruchlos!« Ich versuchte, ihn zu beruhigen, aber unter Garantie hat er danach noch zig hochkarätige Spezialisten aufgesucht. Die ultimative Selbstdiagnose war jedoch die folgende: »Alle Beschwerden kommen von den Nerven, die laufen bei mir durch den Kopf.«

Tja, da war wohl für das Gehirn kein Platz mehr, hätte ich am liebsten geantwortet.

Viele Menschen leiden ja unter fixen Ideen oder aber auch Phobien, die sie im Alltagsleben verbergen können. Im Krankenhaus aber kommen sie zum Vorschein. Lehrer scheinen prädestiniert dafür zu sein. Einmal machte ich Visite bei einem Patienten – Herrn Sieghart –, der operiert worden war. Ich klopfte an und trat ins Krankenzimmer ein. Sieghart lag schnarchend auf einer

Matratze auf dem Boden. Das nackte Krankenhausbett mit bequemen Verstellmöglichkeiten stand in einer Zimmerecke.

»Um Gottes willen, Herr Sieghart, was ist denn passiert?« Sieghart erwachte, griff sich sein Gebiss, das neben ihm auf dem Boden lag, und steckte es sich in den Mund. Dabei hielt er sich verschämt eine Hand davor, was aber die Unappetitlichkeit nicht verbergen konnte.

»Alles in Ordnung, Herr Doktor, nichts passiert, ich schlafe immer so. Da ist nichts zu machen. Seit frühester Kindheit habe ich Angst, aus dem Bett zu fallen. Alle Psychologen haben sich bisher an mir die Zähne ausgebissen. Darum schlafe ich halt weiter auf dem Boden.«

Da konnte ich auch nichts machen und wechselte kniend Herrn Siegharts Verband.

Ein Patient namens Rabe, ebenfalls Lehrer, hatte eine andere Phobie: panische Angst vor einem Stromausfall. Ich weiß gar nicht, ob es für diese Phobie überhaupt einen Namen gibt. Jedenfalls lief er ständig mit zwei Taschenlampen herum. Falls die eine ausfallen sollte, hatte er eine andere in Reserve. Vor seiner Operation, einem kleinen Eingriff, musste ich unbedingt mit Rabe den Hausmeister aufsuchen. Dieser versicherte ihm hoch und heilig, dass das Notstromaggregat bestens funktionierte. Rabe war der festen Überzeugung, dass während seiner Operation der Strom ausfallen würde. Nun, er fiel nicht aus und alles ging glatt. Rabes Frau fragte mich bei seiner Entlassung unter vier Augen, ob ich denn gegen seine Macke nichts machen könne. Zu Hause würde er sie damit wahnsinnig machen. Ich bin kein Psychiater und konnte ihr daher nicht weiterhelfen.

Die Lehrer sind ein seltsames Völkchen, vor allem ihre Umständlichkeit und Langsamkeit sind auffallend, aber das kennt man ja zur Genüge aus den Schulversammlungen, in denen stundenlang Themen abgehandelt werden, die man in zehn Minuten besprechen könnte.

Ein solcher Fall war auch Herr Bartel. Wegen seiner Nierensteine sollte er möglichst kalziumarmes Mineralwasser trinken. Und was machte dieser Mensch daraufhin? Er kam keuchend in meine Sprechstunde und schleppte zwei große Reisetaschen mit vollen Sprudelflaschen an. Ich musste sie alle mit ihm durchsehen, um festzulegen, welches Wasser er in Zukunft trinken sollte. Der Idiot hätte doch die Schildchen auf den Flaschen unter Wasser ablösen können, dann hätten wir die Sache genauso gut besprochen. Da er meine Töchter unterrichtete, habe ich natürlich nichts gesagt.

Einen Neidkomplex Ärzten gegenüber haben fast alle Lehrer. Einer begrüßte mich bei jeder Visite so: »Na, Doktorchen, heute schon genug verdient?« Ich hätte ihm eine klatschen können. Ein anderer wieder stoppte unbemerkt die Dauer jeder Visite. Bei der Entlassung beschwerte er sich, ich hätte ihm zu wenig Zeit gewidmet. Einmal hätte die Visite nur 64 Sekunden gedauert. Ich war schlagfertig: »Das zeigt doch nur, dass bei Ihnen alles bestens gegangen ist. Bei Komplikationen hätte ich länger bleiben müssen.« Ich hatte ihm den Wind aus den Segeln genommen. Er sagte nichts mehr, beschwerte sich auch nicht über meine Rechnung.

Aber zurück zu den Phobien: Erstaunlich viele Patienten haben Angst vor Fahrstühlen. Die Fahrstuhlphobiker teilen sich in drei Gruppen: diejenigen, die Angst haben steckenzubleiben, diejenigen, die Angst haben abzustürzen, und schließlich die Gruppe, die vor beidem Angst hat. In Panik geraten sie alle, sobald sie im Aufzug sind. (Es ist also eine Angst, die im Grunde gesundheitsfördernd ist, weil sie dazu zwingt, die Treppe zu benutzen.) Die Patienten mit der Fahrstuhlphobie hatten eine solche Angst, dass sie verlangten, zum und vom Operationssaal auf einer Bahre durchs Treppenhaus getragen zu werden. Das mussten wir ablehnen, dem armen Pflegepersonal wird schon genug zugemutet. Außerdem wäre bei dieser Arbeit außerhalb der Stellenbeschreibung sicherlich die Gewerkschaft über uns gekommen.

Es gibt aber auch ganz ausgefallene Phobien. Ich erinnere mich noch genau an eine Knopfphobikerin. Ja, richtig: Knopfphobikerin – alles, nur keine Knöpfe an der Kleidung, die führen zur Panik! Lediglich Reißverschlüsse und Bänder. Es gibt sogar einen Fachausdruck dafür, ein Wortungetüm: Koumpounophobie. Glücklicherweise haben die Operationshemden Bänder und keine Knöpfe. Von daher gab es mit der Patientin keine Probleme.

Ein junger Mann litt unter einer seltsamen Phobie: Er hatte ständig Angst, sich am Penis zu verletzen. Wenn er nur Glasscherben oder spitze Nägel sah, die irgendwo herausragten, geriet er in Panik, aus Sorge um sein bestes Stück. Er war bei mir als Urologe fehl am Platz, ich überwies ihn zum Psychiater. Wie ich erfuhr, konnte er ihn heilen. Es dauerte allerdings einige Jahre und war nicht billig. Mir fällt dazu ein Spruch aus der Psychiatrievorlesung in meiner Studentenzeit ein:

Die Neurotiker bauen Luftschlösser,
die Psychotiker wohnen darin
und die Psychiater kassieren die Miete.

Schlimmer als Phobien sind echte Psychosen.

Frau Baronin von Seeliger war eine gebildete, höfliche alte Dame von achtzig Jahren. Sie war geistig frisch und orientiert, ihr Denken klar und geordnet. Nur in einem Bereich hakten ihre Gedanken aus: Sie fühlte sich von »den Wesen« verfolgt. Auf ihre Paranoia hatte ihre Familie mich und das Pflegepersonal vor der Aufnahme ins Krankenhaus schon hingewiesen. Dennoch lief nicht alles glatt. Wir hatten ein schönes Einzelzimmer für die Baronin vorbereitet. Sie inspizierte es kurz, drehte sich auf dem Absatz um und ging wieder hinaus.

»In dieses Zimmer gehe ich auf keinen Fall. *Die Wesen* haben es schon vorbereitet, um mich abzuhören und mich zu beobachten. *Sie* machen das über die Abflüsse von Waschbecken, Toilette und Dusche. Ich will ein Zimmer ohne Waschbecken, Toilette und Dusche.«

Für Frau von Seeliger war dies Realität, denn sie vernahm ja auch *ihre* Stimmen. Jeder Versuch, ihr das auszureden, jede psychiatrische Therapie war gescheitert. Wir räumten also eine durch ein Oberlicht spärlich beleuchtete Abstellkammer aus, in der sich kein einziger Abfluss befand, und schoben ein Krankenbett hinein. Frau von Seeliger war zufrieden, zog ihr schön besticktes Nachthemd an und legte sich in der muffigen Kammer ins Bett. Die Voruntersuchungen für ihre Operation dauerten angesichts des vorgerückten Alters der Patientin einige Tage. In der freien Zeit spazierte sie durchs Krankenhaus. Da passierte es. Die Straße vor dem Krankenhaus wurde aufgebaggert, um eine neue Kanalisation zu verlegen. Frau von Seeliger sah das, geriet in Panik und ließ mich rufen. »Sehen Sie, Herr Doktor, *sie* haben herausgekriegt, dass ich im Krankenhaus bin. Jetzt verlegen *sie* neue Leitungen, um mich abzuhören. Ich muss weg.« Für die Baronin war dies der endgültige Beweis für die Richtigkeit ihrer Ideen. Alle Überredungskünste halfen nichts. Sie zog sich an wie der Blitz, ließ ein Taxi kommen und verschwand. Ob ihre dringend nötige Operation anderswo gemacht wurde, weiß ich nicht. Ich habe nie wieder von ihr gehört.

Und noch eine extravagante Patientin bleibt mir unvergessen: Marie-Antoinette de Martin. Pechschwarzes, langes Haar, ein Vollweib um die vierzig mit prallen Formen, für meinen Geschmack allerdings etwas zu prall. Sie enterte das Krankenhaus wie ein Wirbelwind und stellte binnen kürzester Zeit alles auf den Kopf. Die Gardinen in ihrem Krankenzimmer passten ihr nicht, also bestellte sie einen Dekorateur, der ihr noch am selben Tag neue nach ihrem Geschmack montierte. Ihr Chauffeur (stets in Livree!) musste ihr ein antikes Nachtschränkchen besorgen, da ihr das krankenhauseigene nicht gefiel. Sie gehörte zu den Menschen, die es verstehen, andere für sich arbeiten zu lassen. Sogar die sonst sehr selbstbewussten Krankenschwestern spannte sie für ihre Dienste ein. Ständig hatte sie Sonderwünsche, die ihr, zwar murrend, aber doch erfüllt wurden. Das Essen ließ sich Frau de Martin aus einem Restaurant bringen, da ihr die Krankenhauskost nicht zusagte. Der Chauffeur war mit den Besorgungen von neuen Morgenröcken, Toilettenartikeln und dergleichen beschäftigt. Zwischen alldem telefonierte sie stundenlang in verschiedenen Sprachen und wollte dabei nicht gestört werden.

Frau de Martin war von oben bis unten mit teuerstem Schmuck behängt. Sie musste einen Haufen Geld besitzen. Im Aufklärungsgespräch vor der Operation war sie nur schwer bei der Stange zu halten, schweifte ab und erzählte immer wieder von sich. Verheiratet war sie nicht, hatte aber offenbar mehrere Liebhaber. Sie besaß einen französischen und einen venezolanischen Pass und jettete ständig zwischen beiden Ländern hin und her. Ihr vieles Geld verdiente sie nach eigener Aussage mit Kurierdiensten für Banken. Was das genau für Dienste waren, darüber schwieg sie sich aus. Das Ganze schien dubios. Ansonsten redete sie aber wie ein Wasserfall. Ich freute mich schon auf die Operation, denn in Narkose musste sie für eine Stunde den Mund halten. Vor dem Eingriff bat mich Frau de Martin nochmals zu sich.

»Monsieur le docteur, ich habe hier etwas Bargeld und meinen Schmuck. Könnten Sie mir den Gefallen tun und darauf aufpassen, bis ich nach der Operation wieder fit bin?« Damit drückte sie mir ein Bündel Geldscheine und mehrere Ringe mit großen Diamanten, mindestens Einkaräter, in die Hand. Ich ging in mein Zimmer und zählte das Geld: achtundvierzigtausend D-Mark in großen Scheinen! Irre, so viel Bargeld hatte ich in meinem Leben noch nicht in den Händen gehalten. Ich rief sofort meinen Oberarzt, wir zählten nochmals gemeinsam und unterschrieben beide eine Bestätigung über den Betrag. Dann legte ich Geld und Schmuck in meinen Tresor. Drei Tage nach der Operation gab ich Frau de Martin beides zurück.

»Habe ich Ihnen Geld gegeben?«, fragte sie mit erstauntem Augenaufschlag. »Daran kann ich mich gar nicht erinnern.« Ich musste ihr die Scheine förmlich aufdrängen.

In der Folge wurde sie immer anhänglicher, hielt bei der Visite meine Hand und gab mir ihre Adresse in einem Luxushotel, in dem sie residierte, wenn sie in Deutschland war. Sie wollte, dass ich zu ihr ins Hotel komme, um die weitere Wundbehandlung zu übernehmen. Ich lehnte dankend ab und schützte Arbeitsüberlastung vor. Ich wollte in nichts verwickelt werden, weder in Weibergeschichten noch in Geheimdienst- oder Rauschgiftangelegenheiten. Mein gesundes Misstrauen warnte mich.

Vor der Entlassung verlangte Frau de Martin meine Rechnung. Angesichts ihres Reichtums und ihres seltsamen Verhältnisses zum Geld schrieb ich ihr eine gesalbte Liquidation. Sie zahlte sofort in bar und ohne eine Quittung zu verlangen.

Noch heute rechne ich damit, eines Tages den Namen Marie-Antoinette de Martin unter ihrem Foto in einem Zeitungsartikel über das Opfer eines mysteriösen Mordanschlags zu finden.

Neben den skurrilen Patienten, die mir besonders in Erinnerung geblieben sind, ist auch das Kapitel »Patienten und ihre Medikamente« ein spezielles. Das hat mich fast zur Verzweiflung getrieben. Offenbar kann kein Mensch den Namen seiner Medikamente behalten oder sich ihn zumindest notieren.

»Herr Doktor, verschreiben Sie mir doch bitte die kleinen gelben runden Tabletten, die ich früher hatte. Sie wissen doch sicher, welche ich meine.«

Weiß ich nicht, denn es gibt Tausende kleine gelbe runde, dachte ich bei mir, sagte aber: »Wofür waren die Tabletten denn?«

»Weiß ich nicht. Sie haben aber gut geholfen.«

Mein Frust nahm zu.

»Was stand denn auf der Schachtel drauf?«, versuchte ich dem Patienten auf die Sprünge zu helfen.

»Morgens und abends, Herr Doktor.«

In diesem Stadium gab ich auf und wechselte das Thema.

Ich hätte auch nicht gedacht, dass man rektale Zäpfchen brav und treu schlucken kann, samt der scharfen Umhüllung. Das stellte sich nämlich heraus, als Herr Ternes, pensionierter Oberförster, über Schluckbeschwerden klagte. Bei der Magenspiegelung wurde aus seiner zerkratzten Speiseröhre noch ein Zäpfchen geborgen, die übrigen müssen wohl den Verdauungstrakt passiert haben. Jetzt war auch klar, warum sich die Hämorrhoiden des Oberförsters nicht gebessert hatten.

Nachdem er über den richtigen Gebrauch der Zäpfchen aufgeklärt war, ging es mit ihm rasch bergauf. Oberförster Ternes war äußerst dankbar und fragte mich, ob ich gern gebratene Tauben esse. »Ja sicher«, antwortete ich und freute mich auf einige Täubchen, schön gerupft und ausgenommen. Stattdessen platzte er am nächsten Tag in meine Sprechstunde und stellte mir einen großen Weidenkorb mit Deckel auf den Schreibtisch. In dem Korb war ein Getöse und Geflatter.

»Da drin sind 14 Tauben, Herr Doktor. Das Rupfen und Schlachten dürfte bei Ihrem Beruf ja kein Problem für Sie sein. Lassen Sie sie aber auf keinen Fall fliegen, denn dann kehren sie zu mir in den Schlag zurück.«

Da stand ich nun mitten in der Sprechstunde mit 14 lebenden Tauben. Woher sollte ich die Zeit nehmen, die alle zu rupfen? Auch meine Frau hatte sicher keine Lust, 14 Tauben zu schlachten und zu bearbeiten. Ich löste das Problem pragmatisch. Abends schlich ich in den verwaisten Operationssaal. Ich öffnete den Korb mit seinem flatternden und gurrenden Inhalt einen Spaltbreit und schob einen Schlauch des Narkosegerätes hinein. Dann drehte ich den Hahn für Lachgas voll auf und wartete ab. Nach zwei Zigarettenlängen rührte sich nichts mehr. Das Problem war gelöst und die Tauben wurden entsorgt. Keine flog in ihren Schlag zurück und den Oberförster Ternes, dem ich beim nächsten Besuch dankte und den Korb zurückgab, ließ ich in dem Glauben, er habe für ein Festessen gesorgt.

Ein Problem bei Patienten, die operiert werden müssen, ist auch immer wieder der Alkohol. Genauer gesagt ist es der Alkoholentzug während und nach dem Eingriff. Dann kommt es bei Menschen, die an regelmäßigen Alkoholkonsum gewöhnt sind, schon mal zum Entzugsdelir. Das kann lebensgefährlich werden. Nur aus diesem Grund habe ich die Patienten vor einer Operation immer nach ihren Trinkgewohnheiten gefragt, die mir sonst egal wären. Ich bin ja kein Tugendwächter und außerdem trinke ich selbst gern abends meinen Rotwein.

Kaum einer der Befragten gab seinen Alkoholkonsum zu. Stattdessen erhielt ich die seltsamsten Antworten. »Bier enthält keinen Alkohol, Bier ist ein Durstgetränk«, erklärte mir ein Bauarbeiter, der acht bis zehn Flaschen täglich trank. Vom Gegenteil ließ er sich nicht überzeugen. Prompt mussten wir ihn nach der Operation wegen seines Entzugsdelirs behandeln. Bier enthält also doch Alkohol.

Auch geistliche Herren zwitschern sich gern mal einen. Unter ihren in sonstigen Bereichen eingeschränkten Lebensbedingungen ist das ja kein Wunder. Ich erinnere mich noch genau an einen Pater, Antonius hieß er. Dick wie eine Tonne und rotgesichtig vom hohen Blutdruck watschelte er durchs Krankenhaus, mit schiefgelegtem Kopf und frommem Augenaufschlag sein Brevier betend. Auf meine Frage nach seinen Trinkgewohnheiten antwortete er vornehm tuend: »Nur edle Weine, aber mit Verstand.« Mit dem Verstand dürfte es nicht allzu weit her gewesen sein, denn er rutschte nach seiner Prostataoperation in ein schweres Entzugssyndrom. Der Alkohol fehlte ihm so sehr, dass er mangels einer Alternative alkoholhaltige Erfrischungstüchlein auslutschte. Dass der darin enthaltene Alkohol vergällt und daher mordsmäßig bitter war, schien ihn nicht zu stören. Pater Antonius wurde immer unruhiger und desorientierter. Schließlich fand ich ihn bei der Visite, wie er nackt vor einer Steckdose auf dem Boden kniete und diese mit gefalteten Händen anbetete. Er erklärte mir, in der

Steckdose sei der Heilige Geist, der ihn aufgefordert hätte, zu ihm zu beten. Nicht auszudenken, was passiert wäre, hätte ihn der Heilige Geist aufgefordert, einen spitzen metallischen Gegenstand in die Steckdose einzuführen.

Mit der richtigen Infusionsbehandlung kriegten wir Pater Antonius bald wieder hin. Dank einer gnädigen Erinnerungslücke musste er sich für das Vorgefallene nicht einmal schämen.

So weit wie bei Pater Antonius ließen wir es meist gar nicht kommen. Davor bewahrte uns und die Patienten der Anästhesist, der sehr erfahrene und mit allen Wassern gewaschene Dr. Bartelmeier. Er saß bei den Eingriffen am Kopfende des Operationstisches und lugte nur hin und wieder hinter dem grünen Abdecktuch hervor, um zu fragen, wie lange es noch dauern würde. Ansonsten widmete er sich der Tageszeitung oder einem Kreuzworträtsel. Bei den heutigen Narkoseautomaten geht das. Der Patient wird automatisch beatmet, steckt voller Sonden und bei der geringsten Abweichung von der Norm piepst ein Alarm. Genügend Zeit für Dr. Bartelmeier, um zu reagieren. Für mich wäre das kein Job gewesen.

Kurz nach der Narkoseeinleitung teilte uns Bartelmeier bei den suspekten Patienten seine Einschätzung mit. Er kannte seine Pappenheimer. Die Brille tief auf der Nase, die Zeitung auf den Knien, erhob er sich ein wenig von seinem Hocker, sodass er über die Abdeckung sehen konnte.

»Jungs, der braucht verdammt viel Narkosemittel, um zu schlafen. Ich schreib für nachher schon mal Haloperidol auf.« Bartelmeier hatte wieder einmal den richtigen Riecher gehabt. An Alkohol Gewöhnte haben ihre Leber trainiert und bauen auch Narkosemittel rascher ab, deshalb brauchen sie mehr davon. Haloperidol beruhigt und nimmt die Halluzinationen, bekämpft also die Symptomatik des Entzugsdelirs. Damit ist der Patient nach drei Tagen okay und kann seinen gewohnten Alkoholkonsum wieder aufnehmen.

Wie heißt es so schön? »Ein Alkoholiker ist ein Mensch, der mehr trinkt als sein Hausarzt.«

*

Ich habe mich in diesem Kapitel über meine Patienten amüsiert, aber stets mit einem Augenzwinkern. Wenn ich genau überlege, fehlen sie mir jetzt, im Ruhestand – die Schrulligen, die Verrückten und die Schwierigen. Sie fehlen mir viel mehr als die Normalen.

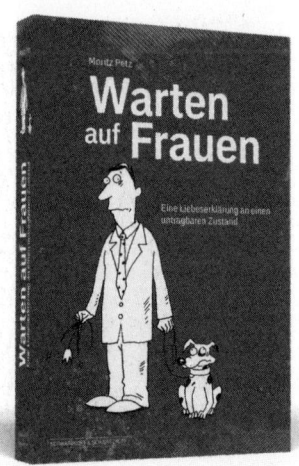

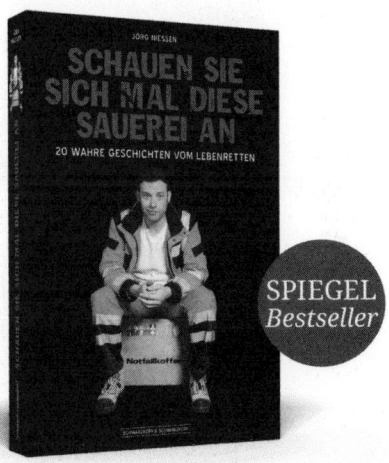

DER AUTOR

Dr. med. Martin Anibas war 25 Jahre lang Chefarzt einer renommierten urologischen Klinik und kennt den Medizinbetrieb aus dem Effeff. Im Jahr 2000 zog er einen Strich unter seine erfolgreiche Krankenhauskarriere und übersiedelte nach Spanien. Dort widmet er sich seinem neuen Job als Medizinjournalist und produziert Olivenöl in eigener Landwirtschaft.

Dr. med. Martin Anibas
HERR DOKTOR, DAS MUSS ICH MIR AUF EINER SCHMUTZIGEN TOILETTE GEHOLT HABEN!
Unglaubliche Geschichten aus dem Leben eines Urologen

ISBN 978-3-86265-109-2
© Schwarzkopf & Schwarzkopf Verlag GmbH, Berlin 2012
Zweite Auflage, Februar 2012

Lektorat: Carolin Stanneck | Coverillustration: © Jana Moskito

KATALOG
Wir senden Ihnen gern kostenlos unseren Katalog.
Schwarzkopf & Schwarzkopf Verlag GmbH
Kastanienallee 32, 10435 Berlin
Telefon: 030 – 44 33 63 00
Fax: 030 – 44 33 63 044

INTERNET | E-MAIL
www.schwarzkopf-schwarzkopf.de
info@schwarzkopf-schwarzkopf.de